La voz de las raíces

Relato de un veterinario

Mario Puente González

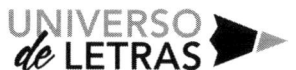

La voz de las raíces
Relato de un veterinario
Mario Puente González

Esta obra ha sido publicada por su autor a través del servicio de autopublicación de EDITORIAL PLANETA, S.A.U. para su distribución y puesta a disposición del público bajo la marca editorial Universo de Letras por lo que el autor asume toda la responsabilidad por los contenidos incluidos en la misma.

Diseño de la cubierta: Equipo de diseño de Universo de Letras
Imagen de cubierta: ©Shutterstock.com

Obra publicada por el sello Universo de Letras
www.universodeletras.com

Primera edición: 2024

ISBN: 9788410460270
ISBN eBook: 9788410461789

A mis padres, por todo.

Agradecimientos

A Carmen, Almudena, Jose Mari y Antonio.

Capítulo I

Las frías gotas de lluvia jaleadas por el fuerte viento de los valles del Pirineo habían conseguido empapar por completo todo mi cuerpo; de nada servía el chubasquero que llevaba puesto, ni el paraguas que me habían dejado prestado antes de bajarme del *Land Rover*.

Sin duda alguna, no era el mejor día para recoger el ganado del puerto. Pero se pronosticaba un cambio de tiempo para los próximos días, cuyo anticipo estábamos sintiendo en nuestras propias carnes. Lo que supondría que esas montañas de tono verde escarlata, llenas de vida, donde había estado pastando el ganado durante el periodo estival, pronto serían atacadas por la nieve y el hielo, dejando congelado cualquier atisbo de vida hasta la siguiente primavera.

Nuestra encomienda era aparentemente sencilla, o eso me había contado durante el trayecto Gimeno Margallo:

—En primer lugar, tendremos que conducir a las cerca de quinientas vacas que se encuentran pastando en las altas cumbres hasta un arcaico cercado de piedra, situado en la cabecera del valle, al que llegaremos con los todoterrenos. Una vez en el cercado, debemos ayudar a separar a las vacas según su procedencia, ya que el inmenso rebaño lo componen reses de cinco explotaciones. Tú no sabrás qué vaca corresponde a cada ganadero, así que tendrás que hacer caso a lo que te digan los viejos. Una vez triadas las vacas por su procedencia empezaremos a recorrer un sendero, el sendero de *los Llanos* —puntualizó— que discurre valle abajo hasta desembocar en la pista forestal, donde nos esperarán los tráileres para cargar a los animales hasta su granja de origen.

—Sencillo, ¿verdad?

Sin embargo, cuando bajé del coche y logré distinguir difuminadas entre la niebla cientos de vacas, esparcidas por las distintas laderas rebosantes de agua que componían el valle, el idílico plan que había trazado Gimeno Margallo comenzó a derrumbarse en mi cabeza como un castillo de naipes azotado por el fuerte viento, bien cargado de agua, que soplaba en aquellas montañas. Ver cómo el resto de los integrantes encorvados y arrugados que comenzaron a bajarse de los otros coches colocaban la media de edad de la expedición en lo menos setenta años tampoco ayudó a mejorar mi percepción de que aquel plan hacía aguas por todas partes.

Iba a ser un día duro

Sin embargo, enseguida cambié de opinión. Grueso, uno de los pastores de más edad, de rostro tosco, y con un devenir de cadera que delataba una cojera crónica, que sin embargo no le impedía moverse con habilidad por el terreno empantanado, sacó del coche un saco de tacos y lo esparció por el suelo. Acto seguido, sin quitar de su boca el mondadientes que roía desde primera hora del día, empezó a chistar de forma enérgica a los animales. Dicha acción tuvo como efecto inmediato un desfile de tonos pardos, rubios y colorados en forma de vacas, que se deslizaban con un contoneo rítmico por las brillantes colinas del valle. Armonizada esta particular pasarela por el incesante resonar de las *esquillas*, cuyos ecos retumbaban como campanas de boda por todo el valle.

De entre todas las vacas despertaron mi atención las de raza pirenaica, reses con un trapío propio de la lidia, de un rubio pelaje carifoscado a causa de la lluvia y anchas cornamentas, que se desenvolvían con la soltura propia de unos animales cuyos antepasados llevan cientos de años pastando por las angostas laderas en las que nos encontrábamos. Aparentes conocedoras de esa herencia, sentía cómo al pasar a mi lado las vacas me miraban altivas, y sabedoras de mi origen cosmopolita me desafiaban con la mirada, haciéndome sentir un pelele empapado hasta los huesos en un escenario al que no había sido invitado. La bravura que percibí en aquellos ojos pronto se vio reflejada en nuestra contienda, cuando otro de los viejos, cuyo rostro, porte y palillo en boca resultaban signos patognomónicos del estado de consanguinidad con Grueso, levantó su vara de avellano para hacer entrar al cercado a un par de dubitativas novillas. Estas, ante tal aspaviento, se rebelaron violentas contra su hostigador y se arrancaron contra él, propinándole un varapalo que hizo saltar al viejo pastor por los aires, para emprender así su huida ladera arriba.

—¡Mierda! —proclamó, al tiempo que desestimaba mi brazo como punto de apoyo para levantarse, e incorporarse con elegancia por sus propios medios.

—Habrá que ir a por ellas —dijo, al tiempo que se sacaba el palillo de la boca para comprobar que no había sufrido ningún desperfecto tras el impacto, para volver a mascarlo con devoción.

—Como crucen al otro lado del valle no las volvemos a ver hasta el año que viene— sentenció su hermano mientras señalaba las dos vacas que se iban difuminando entre el nebuloso edredón de nubes que abrigaba la ladera de la montaña.

—Ya iré yo, padre —dijo el único joven, a quien, a pesar de no sobrepasar la treintena, el frío y la soledad de la montaña habían castigado de tal forma que su cuarteado rostro de facciones bien marcadas y orejas elefantinas parecía más propio de un hombre de cincuenta años.

—¡Daniel! —se oyó entre la niebla—. Acompaña tú a Arturo mientras nosotros terminamos de meter al resto de vacas en el cercado.

La lluvia no nos daba tregua, las vacas apenas se divisaban y lo último que me apetecía era jugar al pilla, pilla, con dos animales que habían demostrado en demasía su superioridad ante el ser humano en aquel su terreno. No obstante, obedecí sin rechistar.

Nada más empezar nuestra particular cruzada tras las vacas, los dos animales advirtieron nuestras intenciones, por lo que comenzaron a trotar aligerando el paso, y por muy rápido que nosotros avanzábamos por aquellas pendientes rebosantes de agua la distancia que nos separaba de nuestro objetivo era cada vez mayor. El espacio entre perseguidores y perseguidos aumentaba, al igual que la inclinación del terreno. Zancada a zancada intentaba seguir el ritmo enérgico de Arturo, quien a pesar de haberse fumado un paquete de tabaco en lo que llevábamos de mañana avanzaba con brío y no se daba por vencido. La situación era terrible. Viento y lluvia nos golpeaban cada vez con más fuerza, mis pies se resbalaban por el terreno enfangado y mis pulmones saturados eran incapaces de recolectar el aire que demandaban unos músculos al borde del colapso. Finalmente, el corazón desbocado me pidió una pausa. Paré y con los brazos en jarra inhalé una bocanada de aire mientras un reguero de agua cristalina recorría las comisuras de mis labios cuarteados; sentí entonces cómo un temblor generalizado con epicentro en mis efervescentes piernas comenzó a recorrer mi cuerpo al compás de la taquicardia desbocada.

Daniel, déjalo, tú no vales para esto

Iba a pedir una tregua, a decirle a Arturo que siguiera sin mí, a rendirme apabullado por la descomunal fortaleza de ese entorno que me estaba hostigando sin compasión, cuando de pronto una súbita racha de viento nos golpeó violentamente haciéndome perder el equilibrio y con él el paraguas que portaba y que desde hacía tiempo no cumplía función alguna. Arturo, al ver mi paraguas rebotando sin control por las laderas del valle, paró un instante.

—Así no vamos a conseguir alcanzarlas— dijo al percatarse de que el espacio entre perseguidores y perseguidos no hacía más que aumentar—. Tenemos que llegar al collado que separa ambos valles antes que ellas, pero hay que hacerlo sin espantarlas ¡Bordeando el valle! —gritó y señaló con su vara la cresta afilada y pedregosa que delimitaba la montaña, para así llegar al collado por el que las vacas tenían intención de cruzar hacia el lado francés.

Al ver mi jadeante cara de incredulidad justificó:

—Si no se sienten perseguidas aminorarán el paso y podremos llegar al collado antes que ellas sin correr; además esa cresta es menos empinada de lo que parece desde aquí.

Su argumentario no me convenció lo más mínimo, no obstante, quién era yo para rebatir algo en ese terreno. Así que, tal como planificó Arturo, nos separamos de las reses para acercarnos a la cresta de la montaña, un terreno pedregoso por el que el agua fluía color café haciendo rodar pequeños riscos ladera abajo. Comenzamos la escarpada subida ayudándonos de nuestras manos y enseguida pudimos ver cómo el plan comenzaba a dar resultado. Las vacas, al no sentirse acosadas, aminoraron el paso y pronto nos pusimos a su altura.

—¡Arturo, parece que las estamos alcanzando! —grité eufórico.

CRACK

Un crujido se desprendió por encima de nuestras cabezas. Miré hacia arriba y divisé cómo una pareja de sarrios espantados por mi estridente comentario había empezado a correr montaña arriba provocando un fuerte desprendimiento que avanzaba hacia nosotros sin control. Al igual que una ola que coge impulso antes de romper contra un dique, la lengua de piedras, roca, tierra y barro ganaba fuerza según avanzaba imparable ladera abajo.

—¡Suelo! —gritó Arturo mientras se apartaba de la trayectoria de un salto, y se hacía un ovillo protegiendo la cabeza con sus manos.

Quise moverme y apartarme de la brutal embestida, pero me quedé en pie, petrificado, como un polizón mirando al mar.

—¡Al suelo!

Intenté saltar, gritar, esconderme, llorar. Pero no hubo reacción, mi cuerpo se había dormido y no respondía.

Sal de aquí, Daniel, joder

Pero mis músculos seguían aletargados, inmunes a la llamada de socorro de mi cabeza. La avalancha de afiladas rocas estaba cada vez más y más cerca. El impacto era inevitable. Cerré los ojos y me preparé a asumir mi destino color ceniza.

¡Pum!

El golpe azotó mi cuerpo, choqué contra el suelo y sentí el crepitar de cientos de esquirlas levitando por encima de mi ser. Entonces todo se apagó, mi cuerpo dejó de percibir señales, y una desconcertante sensación de ingravidez se instauró en mi cabeza. Pero incomprensiblemente no sentía dolor, no sentía calor, no sentía nada. Negro, todo era negro, ese funesto color y un intenso pitido monopolizaban todos mis sentidos. No sabía dónde estaba.

¿Había muerto?

Desconcertado, intenté abrir los ojos y posar las yemas de mis dedos en busca de algún estímulo que me indicara dónde estaba, pero no veía nada y no sentía nada, solo una aplastante presión que me impedía respirar con normalidad, un presión que se fue desinflando y que acabó permitiéndome entreabrir los ojos en un difuminado parpadeo para encontrarme con la deslavazada figura de Arturo levantándose encima de mí.

—¡Serás gilipollas! ¿Pero no veías lo que se te venía encima?

Comprendí entonces que el pastor había debido abalanzarse sobre mí, apartándome de la trayectoria del desprendimiento, desviándome así del ojo de la avalancha. La cabeza me daba vueltas y el nudo que sentía en el estómago apenas me dejaba articular palabra.

—Gracias —exhalé finalmente, todavía atónito.

Arturo soltó una carcajada. — ¡Mira! Esas dos ya vuelven con el resto, parece que también les tienen miedo a los desprendimientos.

Una vez nos reunimos con el resto del grupo, Gimeno Margallo nos preguntó preocupado por el derrumbe que habían podido ver desde abajo. Aún me temblaban las piernas embarradas y el corazón no había conseguido recuperar su ritmo fisiológico; sin embargo, Arturo contestó entre risas:

—Nos ha pillado de lejos, pero si hubiéramos estado cerca con lo fuerte que está el nuevo, las rocas se hubieran apartado para no chocar con él.

—Menos mal que es así, porque os necesitamos a los dos de una pieza para el resto del día.

La siguiente parte del trabajo era, a priori, más sencilla. Debíamos de triar las vacas de Grueso y Arturo del resto del rebaño para que padre e hijo las condujeran valle abajo donde les esperaba el camión para cargar los animales. Diez minutos más tarde todas las vacas que se distinguían con facilidad por tener marcada a fuego una P en la cadera se encontraban separadas del resto, dispuestas a desfilar por el sendero, valle abajo.

Con tono sereno y finalidad jocosa los viejos me animaron a acompañarlos durante la trashumancia hasta el final del valle.

—¡Tú vente con nosotros que necesitaremos gente joven para cargar el ganado en el camión!

Propuesta que Grueso argumentó ante la negativa de su hijo con un susurro carente de cualquier atisbo de disimulo:

—Que se venga con nosotros, que este no ha visto una vaca en su vida ¡y no va a aguantar aquí ni dos días! ¡Ya verás cómo nos lo pasamos bien!

El amplio camino que surcaba las enormes laderas de los valles por el que conducíamos el ganado pronto se fue estrechando, dando paso a una minúscula senda que serpenteaba un meloso entramado boscoso de bojes, abedules, robles y hayas, cuyas hojas se fundían en una otoñal orgía de colores lubricada por las virginales gotas de lluvia que cubrían sus haces turgentes. La senda quedó marcada por las huellas que se desprendían de las pezuñas de las vacas que desfilaban plácidamente en fila de a una contoneando sus orondos cuerpos con soltura. El bucólico paisaje aderezado con el olor a tierra mojada fue disipando la tensión con la que había empezado el día, al igual que las nubes que nos habían atormentado durante toda la mañana, de tal forma que cuando llegamos a la explanada donde nos esperaban los camiones el sol parecía haber ganado la batalla por el control atmosférico.

Una vez en la explanada, dispusimos dos vallas en forma de embudo a la entrada del remolque para hacer entrar a los animales en el camión. De esta manera, las vacas conocedoras de su pasaporte a pasar el invierno en una granja con comida en abundancia alejadas del frío y la lluvia, fueron subiendo una a una de manera casi ordenada al camión.

Todo transcurría con relativa facilidad, hasta que les llegó el turno a las dos novillas que se habían escapado en la montaña. Cuando estas se disponían a enfilar la rampa metálica para entrar al remolque, algo las hizo desconfiar y se dieron la vuelta. Grueso, consciente de la posibilidad de una nueva fuga, las hostigó con la vara cerrándoles la escapatoria. Las novillas cada vez más nerviosas intentaron avanzar, pero el viejo se mostraba impasible, no paraba de gritar y no cedía ni un centímetro ante las reses. Una de ellas completamente obcecada se arrancó en carrera intentando embestirle, pero el viejo, imperturbable, no retrocedió un centímetro y respondió con un fuerte golpe de vara directo a la tez, que sirvió para atontar a la bestia y frenar su huida. Pero las reses no se daban por vencidas, y relevando a su compañera la otra novilla se lanzó frente a Grueso, quien en esta ocasión tuvo que dar un paso atrás antes de propinarle otro varazo a la res para frenar su huida. Consciente de que mi papel estaba siendo meramente testimonial, vara en mano me acerqué a Grueso y comencé a hostigar a los animales intentando recuperar el terreno perdido. En una encarnizada lucha de gritos, golpes y barro fuimos cercando a las vacas hasta que no tuvieron más opción que recular y encararse hacia la rampa de subida del remolque. Aparentemente derrotadas, las bestias comenzaron a subir la rampa y se perdieron en la oscuridad del interior del camión.

Lo habíamos conseguido

Arturo, encaramado en el lateral del camión, se dispuso a cerrar la puerta del remolque cuando una de las novillas, incansable, lanzó una coz contra la puerta que giró sobre la bisagra para rebotar con fuerza hasta el exterior, golpeando de lleno en las costillas de Arturo que voló por los aires para acabar impactando contra su padre, que también cayó al suelo. Las vacas, sabedoras de que se les abría un resquicio de escapatoria, se dieron la vuelta dispuestas a bajar del camión. Con padre e hijo por los suelos y las puertas abiertas de par en par, yo era el único escollo que separaba a los animales de la tan ansiada libertad. Las vacas me miraron furiosas desde lo alto del camión, pero no me amedrenté; era mi oportunidad de hacerme respetar por esos hombres, era mi oportunidad de hacerles ver que estaban equivocados, de que a pesar de no haber visto una vaca en mi vida había llegado a ese rincón del planeta para quedarme y no me iba a rendir tan fácilmente; era mi oportunidad para demostrarles que no tenían razón y que no se lo iban a pasar bien a mi costa; era mi oportunidad para demostrarles que yo, Daniel Castillo, no le tenía miedo a nada. Así que sin pensarlo levanté mi vara al cielo, llené mis pulmones de aire y vaciando mis entrañas exhalé un grito con la intención de agrietar el cielo y sus nubes.

—¡POR AQUÍ NO PASÁIS!

Y vaya si pasaron. Como dos obuses, una vaca por cada costado.

Menudo pelele —debieron de pensar.

Mi infructuoso gesto sólo sirvió para que en esta ocasión las vacas emprendieran la huida por separado. Una deshaciendo el camino que habíamos recorrido por la mañana y la otra campo a través en dirección al río. Arturo se incorporó renqueante y con la mano en el costado se desdijo en juramentos —que si esto no podía ser, que si la culpa era del nuevo, y que les dieran a las novillas por el recto—Grueso, aparentemente intacto y con el palillo aún entre los incisivos, calmó a su hijo, le mandó que nos esperara en el remolque recuperándose del golpe y me pidió que le acompañara a traer de vuelta la novilla que había bajado hacia el río. La otra, predijo, se toparía con el resto de las vacas que tenían que bajar del valle y volvería con ellas.

Avanzamos con sigilo felino entre matorrales y carrascas, beneficiándonos del terreno empantanado para no hacer ruido con nuestras pisadas; divisamos nuestro objetivo pastando confiado en la vera del río. Siguiendo las indicaciones de Grueso, nos separamos, uno por cada flanco de la res, a ras del cauce. Grueso, que hacía las veces de director de orquesta y llevaba una lanceta cargada de anestesia para dormir a la bestia, se acercó al animal por su retaguardia, mientras que yo me planté enfrente de la vaca a una distancia prudente de unos cien metros para no espantarla. Cuando la novilla se percató de mi presencia, levantó la cabeza y me desafió altiva y recelosa, en una dubitativa espiral de no saber si lanzarse a por mí o salir huyendo. Lentamente levanté las manos al cielo para llamar su atención, para que siguiera focalizando sus sentidos en mi persona y no se percatara de que Grueso se le acercaba con su arrítmico devenir de cadera por su retaguardia, encorvado entre los juncos.

Mira, bonita, vengo en son de paz ¿no ves que no llevo vara?

La bestia dudaba, no se fiaba. Bajó el hocico al suelo y empezó a escarbar con las manos delanteras levantando puñados de tierra con sus pezuñas. Retrocedí unos pasos para que el animal no pensara en arrancarse hacía mí. Estaba nervioso, muy nervioso. La tensión era tan palpable y real que podía moldearla con mis manos, esas manos, las mías, que sostenían el finísimo hilo invisible que mantenía a la bestia amarrada e inmóvil. Grueso estaba cada vez más cerca. La vaca dio un paso al frente y levantó su cornamenta al cielo. Iba a arrancarse, no había dudas. Una gélida gota de sudor abrasó mi cuello.

¡Pimba!

El rejonazo a la altura del anca sorprendió a la vaca, que pegó un bote y sin dudarlo se arrancó contra mí arrastrando el hocico contra el suelo y cortando el viento con sus afilados pitones. Intenté mantener la calma, pero cuando un animal de seiscientos kilos galopa en tu dirección con la clara intención de matarte la calma es lo primero que se pierde. La calma, esa misma calma inexistente que empapé saltando al río me hubiera sido de gran utilidad para darme cuenta de que la inyección hizo un efecto inmediato, y que la bravura con la que el animal empezó su acometida se fue disipando a su paso por los helechos hasta caer rendida entre las ramas de unos matorrales. Pero claro, a esas alturas yo ya estaba dentro del río, calado hasta los huesos, escuchando la desproporcionada risa de un Grueso que había acertado en vaticinar a su hijo que se lo pasarían bien conmigo.

De vuelta en el coche, vestido con un sucio mono de trabajo perfumado en purín que Gimeno Margallo me había dejado prestado para cubrir mi piel gélida y humedecida, el que iba a ser mi jefe me miró conteniendo la risa:

—Bueno, creo que no ha estado mal para ser tu primer día como veterinario.

Capítulo II

Habían pasado ya tres meses desde que recibiera aquella llamada que me cambió la vida:

—Daniel Castillo, ¿es usted? Soy Gimeno Margallo, socio del gabinete veterinario del Alto Aragón; le llamo por su solicitud al puesto de veterinario clínico en la comarca de Sobrarbe...

Por aquel entonces yo trabajaba de comercial vendiendo pienso y accesorios para mascotas a consultorios veterinarios y pequeñas tiendas de barrio. Un trabajo estrepitosamente fascinante para un joven de 23 años recién graduado en Veterinaria, con ganas de comerse el mundo. Por lo que poco me costó mandar al carajo al que por aquel entonces era mi jefe, un engreído de tres al cuarto con el pelo bien cargado de gomina, que se había encontrado de rebote a las riendas de la empresa de su difunto padre, y que se creía el rey del mambo por distribuir pienso con unos márgenes sospechosamente hinchados a cambio de viajes de ida y vuelta a locales con nombres de frutas tropicales. Así que terminados los trámites, que consistieron en escuchar un sermón sobre lo desagradecido que era al desaprovechar la gran oportunidad —mileurista en b— que me había brindado un innovador —incompetente— empresario del sector de la alimentación animal

—tratante de piensos y croquetas para gatos— con una flamante proyección en el sector —arruinó la empresa a los tres meses—, comencé a hacer la maleta con destino a:

¿Sobrarbe?

Recordaba haber rellenado aquella solicitud de empleo, pero ni siquiera sabía dónde estaba aquel lugar, aunque la cuestión geográfica poco o nada me importaba. Se trataba de un empleo de veterinario rural. Si conseguía ese puesto podría poner en práctica todos mis conocimientos —que por aquel entonces eran bien pocos— para mejorar la salud de los animales y la economía de sus propietarios. Seguramente llevaría mi propia furgoneta, y me convertiría a buena cuenta en uno de los personajes más emblemáticos del lugar, porque en los pueblos todo el mundo respetaba a los veterinarios o, al menos, eso pensaba yo por aquel entones. Estaba decidido, ese puesto debía ser mío. Habíamos quedado el siguiente lunes, en cuatro días, para:

—Conocernos y valorar si cumplía con los requisitos del puesto.

Nada más colgar el teléfono me pregunté a qué se habría referido Gimeno Margallo con:

Los requisitos del puesto

Supuse que aquel experimentado veterinario querría, sin duda, evaluar mis conocimientos en la buiatría de los animales de abasto. Por lo que durante los cuatro días que me separaban de aquella cita que podía cambiar mi vida, muté de forma inverosímil en el estudiante modelo que mis padres siempre soñaron y jamás llegué a convertirme. Durante aquellos cuatro días, los libros de medicina interna, cirugía y enfermedades infecciosas se convirtieron en el epicentro de mi existencia. Repasé con ímpetu la fisiología del rumen, memoricé a conciencia las enfermedades parasitarias de los pequeños rumiantes y hasta recuperé del olvido mis apuntes sobre higiene de instalaciones ganaderas y epidemiología para devorarlos con ahínco bachiller. Así, ante el asombro de mis padres, desconcertados al ver a su hijo estudiando de manera incansable, y lo que era aún más sorprendente: sin quejarse, pasaron las horas que presionaron a las mañanas a convertirse en tardes, y a las tardes a tornar en noches, hasta que, sin apenas darme cuenta, noventa y seis horas después me encontraba allí.

Allí, solo, plantado delante de una pintoresca construcción de piedra de dos plantas al estilo alpino, coronada por un vertiginoso tejado del que emergía una arcaica chimenea de piedra que lloriqueaba un tímido reguero de humo blanco. El tejado, que se encontraba claramente abombado en su epicentro, estaba recubierto por un entramado negro y blanco de desgastadas tejas de pizarra, sobre las que revoloteaban inocentemente dos gorriones, ajenos a la atenta mirada de un milano inmóvil, que posaba encaramado en las tristes ramas de un cercano abedul. La rapaz, petrificada, parecía llevar en aquella posición tanto tiempo como la castigada madera de puertas, ventanas y dinteles que se combinaban en bucólica armonía con la voluptuosa fachada de granito tapizada en musgo y hiedra. De no ser por un pequeño cartel serigrafiado en madera enclavado a la entrada de la parcela en el que podía leerse

Gabinete veterinario del Alto Aragón

nadie imaginaría que aquella peculiar construcción, más propia de un refugio de montaña, albergaba un centro veterinario. La construcción que encallaba indiscreta en una zona residencial de casas unifamiliares destacaba por ser la única finca cuyo perímetro no estaba delimitado por ninguna valla, mostrando sin pudor las vergüenzas de una parcela vergel de malas hierbas donde lo único reseñable, aparte del viejo abedul, era un destartalado *Massey Ferguson* que por la simbiosis acometida con la vegetación colindante parecía haber visto pasar más primaveras que los viejos muros de la casa.

Llegué fatigado, nervioso.

Calma, que llegas con algo de tiempo

La puerta estaba cerrada. Dudé, respiré, volví a dudar, respiré de nuevo y con la yema de mi dedo tembloroso llamé al timbre.

RIIIIING

El sonido histriónico que retumbó en toda la calle no hizo más que acrecentar mis nervios. Esperé nervioso. No hubo respuesta. Expiré todo el aire desde lo más profundo de mis alveolos, cerré los ojos, intenté calmarme, y volví a llamar.

RIIIIING

Aun prevenido, el sonido histérico volvió a alterar mis ya de por sí alterados nervios. Ante la ausencia de sonidos, la ansiedad empezó a desbordarse a borbotones en forma de sudor.

Daniel, cálmate

Pero era imposible. Sentí un húmedo cerco bajo mis axilas, el cuello de la camisa humedecida comenzó a apretarme como una soga. Me costaba respirar. Pensé en fumarme un cigarro. No fumaba, pero sabía que tenía un paquete que alguien debió de extraviar en la guantera deslavazada de mi coche. Entré al coche y prendí el mechero.

Pasaron los minutos, la nicotina hizo su efecto. Cuerpo y mente antes acantonados empezaron a relajarse, las pupilas se dilataron ante la falta de costumbre en los hábitos del fumar y una ligera pastura encaló mi boca. Me fijé de nuevo en la curiosa construcción, y en la pareja de gorriones que seguía jugueteando, ignorante al inmóvil predador de mirada penetrante. Los minutos siguieron rodando como una noria mientras yo continuaba ahí pasmado viendo cómo los gorriones rodaban entre el humo blanco, mientras que el milano seguía ahí, recechando, observándolos inmóvil. Y mientras tanto, allí no aparecía nadie. Nadie. Mi paciencia comenzó a esfumarse por mis costados mucho antes que la de la estoica rapaz.

—*Estos se han olvidado de mí.*

—*Calma, coño, ¿no ves que sólo han pasado 5 minutos?*

—*Seguro que han seleccionado a otro y se han olvidado de decírmelo.*

—*¿A quién narices van a haber seleccionado si esto está en el culo del mundo?*

—*Pues a cualquiera que tenga el permiso de conducir y la carrera de Veterinaria.*

—*Menuda mierda de día.*

—*Bueno, por lo menos ha dejado de llover.*

De repente algo cambió. La rapaz emplumada giró levemente el cuello provocando un tímido destello color muerte en el amarillo de su iris. En un discreto movimiento encogió su cuerpo para coger impulso sobre sus garras y, justo cuando se disponía a asaltar en vuelo mortal aquella noria en la que tanto los gorriones como yo habíamos perdido la noción del tiempo, apareció aquel personaje que iba a cambiar mi vida.

Gimeno Margallo dobló la esquina al volante de su furgoneta con un amago de derrape, acompasado por el abrumador aullido del viejo motor revolucionado; la puesta en escena fue tan escandalosa que sirvió para espantar de un plumazo al predador y a sus presas que volaron en direcciones opuestas, y disipar por completo mis crecientes dudas sobre la veracidad de nuestra cita.

Y ahí estaba él, Gimeno Margallo, el veterinario con el que llevaba fantaseando desde que sonase mi teléfono y que resultó ser la antítesis del reputado veterinario rural que había recreado en mi cabeza con motivo de la entrevista. Para mi sorpresa, Gimeno Margallo era un hombre alto, cercano a los cuarenta, de complexión atlética, del que destacaba un mimado tupé rubicundo apuntalado en laca, que le otorgaba un aspecto cuidado y elegante, que ensalzaba con unas vestimentas bien ceñidas, empezando por una camisa a cuadros remangada a la perfección y carente de cualquier arruga, que alineaba en completa simetría con unos vaqueros ajustados que desembocaban en pesquera armonía a la altura del tobillo para dejar al aire las canillas huérfanas de calcetín y ondear sobre unos zapatos náuticos brillantemente encerados, de cuyos extremos penduleaban unos cordones meticulosamente anudados en forma de cabo. De su rostro, abiertamente sonriente, destacaban unos ojos azulísimos que chisporroteaban centelleantes sobre un lecho de finísima piel blanquecina, de la que surgían una gran cantidad de pecas, que estropeaban de forma grotesca un rostro por lo demás canónicamente irreprochable.

—¿Daniel Castillo, verdad? Perdona, no sé cómo lo hago, pero siempre voy con prisa y siempre llego tarde —dijo mientras me tendía una mano sorprendentemente áspera, para acto seguido abrir el portón trasero de la furgoneta y desaparecer de cintura para arriba en las entrañas del vehículo.

—Hoy ha tocado cesárea ¡Y de las duras!

Y sin previo aviso salió del maletero con un tanque de nitrógeno y una bandeja repleta de material quirúrgico rebozado en barro y sangre.

—La verdad es que nos vas a venir de maravilla —continuó mientras enfilaba el jardín hacia la casa—, porque por aquí cada vez hay más faena y Lana y yo no damos abasto. Vamos para adentro, que te explico cómo funciona esto.

La puerta principal se abría acompasando el giro de la llave sobre la cerradura oxidada con una potente carga de hombro, y al abrirse emitía un sonido chirriante que contrastaba con el silencio de la casa. Gimeno Margallo atravesó el insípido zaguán, decorado sin orden ni gusto con fotografías y recortes de noticas de índole ganadera, que servía de comunicación entre la entrada y un amplísimo salón enmoquetado en rojo, en cuyo centro reposaban dos hileras de butacas desprovistas de cualquier tipo de simetría. El salón, que por lo que me dijo el veterinario hacía la función de sala de espera, carecía de cualquier tipo de decoración, más que la que aportaba la triste chimenea donde reposaban aún humeantes los ciscos y cenizas del invierno pasado. Le seguí a través de una de las puertas que perimetraban la estancia hasta una pequeña sala de azulejos desgastados, con apariencia de cocina, que por la distribución y cantidad de cachivaches que albergaba debía de hacer las veces de laboratorio. Gimeno Margallo dejó todos los útiles que traía en la bandeja en una pila, se lavó las manos, y fijó su atención en el extremo de la encimera donde reposaba un matraz de decantación rebosante de un enturbiado líquido marronáceo. Después de observar el recipiente cristalino con detenimiento y consultar la hora con su reloj, vertió una parte del líquido en una placa y se puso a mirarla con detenimiento al microscopio.

—Bueno, cuéntame, ¿Qué tal el viaje? –preguntó sin apartar la vista de las lentes.

El viaje de más de ocho horas podía calificarse como un auténtico desastre. Completar el tramo de Huesca —la ciudad más cercana— hasta allí había resultado una auténtica odisea, ya que la carretera que separaba ambos puntos incurría en un tedioso zigzag de curvas, túneles, cambios de rasante, subidas y bajadas para atravesar toda clase de accidentes geográficos: Laderas, colinas, montañas, ríos, desfiladeros y algún que otro jabalí, desfilaron a través de los cristales de mi coche, empañados durante toda la jornada por la persistente lluvia, una lluvia fina e incansable que, aparte de no dejarme ver tres en un burro, provocó un pequeño desprendimiento que se saldó con un volantazo y aterrizaje de emergencia en la cuneta. Sólo gracias a la rueda de repuesto, y a la desinteresada ayuda de un agricultor que no dudó en remolcarme con su tractor a expensas del parachoques delantero de mi coche, había conseguido llegar a tiempo a la entrevista.

—Pues el viaje....

—¡Esto ya está! —exclamó interrumpiendo la que sin duda iba a ser una fantástica invención sobre lo cómodo y ameno que había resultado mi viaje.

—Si quieres puedes echarle un ojo —y con un gesto de muñeca me animó a que lo acompañara hacia el microscopio.

Al acercarme a los oculares, un entramado de cientos de formas irregulares con aspecto de fideo que flotaban inertes sobre el líquido marronáceo que albergaba la placa, se presentó ante mis ojos.

—Y bien, ¿qué opinas?

Mi opinión era clara.

No tenía ni idea de qué narices estaba viendo

Por más que miraba esa sopa de fideos que emitía un pegajoso olor a guiso revenido no lograba distinguir nada. Como esa fuera la primera parte de la entrevista lo llevaba claro. Intenté sin ningún éxito diferenciar algo de aquel caldo de cultivo. Pensé primero en la opción de un frotis vaginal, pero no tenía ningún sentido la presentación en forma de solución acuosa. Luego tanteé la posibilidad de un lavado traqueobronquial, pero tampoco me cuadraban esos hilillos fibrosos que flotaban inertes sobre el líquido enturbiado y maloliente.

Cerré los ojos e intenté exhalar a través de mis fosas nasales toda la presión que empezaba a abrazarme el pecho. Pero de nada sirvió; cuantas más vueltas le daba al contenido de la puñetera placa, las ideas descendían y los nervios ascendían. En definitiva:

No tenía ni idea de qué narices estaba viendo.

Era vergonzoso, pero había caído derrotado en el primer asalto.

—La verdad es que no veo nada, señor.

—¡Perfecto! El problema lo tendríamos si viéramos algún parásito, y, como bien dices, no se ve ninguno. Tendré que llamar a los cazadores de La Fueva para decirles que su carne de jabalí es apta para el consumo.

En ese momento caí en la cuenta de que el contenido de la placa que había estado mareando era la muestra resultante de una digestión por pepsina de carne de jabalí —de ahí el potente olor— en la que había que descartar la presencia de parásitos del género *Trichinella*, por lo que, de pura casualidad, y ante mi asombro reflejado en la cara de bobo que se me debió de quedar, la respuesta fue dada por válida.

—Bueno —prosiguió mientras se acercaba a la pila donde había dejado la bandeja con el material de la cesárea para fregarlo, y yo encajaba el golpe de fortuna que acababa de recibir—, te resumo en qué consiste el puesto: Veterinarios del Sobrarbe somos el único gabinete que da servicio veterinario a los pueblos de la comarca. Somos especialistas en ganado vacuno y ovino. Gestionamos la sanidad, nutrición y manejo de un total de cuarenta y dos explotaciones de vacas nodrizas, y treinta y cuatro de pequeños rumiantes, en su gran mayoría de ovino de carne, aunque también somos los veterinarios responsables de media docena de explotaciones de caprino lechero. Y como habrás visto —prosiguió— también contamos con un pequeño consultorio para mascotas —puntualizó señalando la habitación opuesta a la que nos encontrábamos, donde una puerta entreabierta custodiada por dos sillas de madera plegables a los lados soportaba el cartel:

Clínica veterinaria, espere su turno

—Actualmente somos dos socios: la doctora Lana Coronas, y digo doctora porque se sacó el doctorado en nutrición animal por la universidad de Zaragoza —puntualizó—, se encarga de la clínica de mascotas y de los pequeños rumiantes, mientras que yo hago lo propio con el vacuno y los équidos, aunque al final aquí todos hacemos de todo—. Gimeno Margallo recitaba de memoria, entonando cada palabra de forma clara y didáctica como si de un mitin político se tratara. Lo que me hizo preguntarme a cuántos aspirantes al puesto les habría soltado aquel discurso antes que a mí.

—Tú —dijo mirándome con esos ojos azules que tenían el infortunio de compartir el terso rostro con aquellas pecas tan desfavorecedoras— estás aquí para darnos apoyo a los dos.

Estás aquí para darnos apoyo a los dos

Tragué saliva ante el vértigo que me produjo plantearme la posibilidad real de que aquel puesto pudiera llegar a ser mío, y equilibré mis miedos posando la mirada sobre Gimeno Margallo. Me fijé de nuevo en la cara del que podía llegar a ser mi jefe. Tenía un rostro escandalosamente simétrico y bien proporcionado, algo fuera de los estándares del prototipo de tipo tosco y barbudo que acompaña a los veterinarios rurales. Sin embargo, aquellas manchas que salpicaban su rostro sin ningún orden parecían un castigo de la naturaleza. Rojizas y encostradas, erosionaban su piel blanquecina sin compasión, lo que me hizo plantearme si aquellos accidentes no fueran consecuencia de alguna enfermedad como el sarampión u otra de mayor gravedad.

¿Estaría enfermo Gimeno Margallo?

Por un instante pensé en preguntarle por ello, pero la idea se esfumó cuando el veterinario y su enlacado tupé rubicundo viraron en semicírculo para volverse hacia el fregadero. Gimeno Margallo hablaba y fregaba. Hablaba de día libres, de guardias, de pagas extras. Y lo hacía a la vez que frotaba, aclaraba y secaba con esmero todo el instrumental. Intenté concentrarme en seguir el hilo de la conversación, pero a duras penas podía retener aquella retahíla de datos que se entremezclaban caóticos en una urdimbre de pensamientos enturbiados por la ansiedad que me generaba el aluvión de preguntas en forma de entrevista que se me avecinaban para conseguir el puesto. Cuando finalmente Gimeno Margallo acabó de colocar con mimo el inmaculado material en una estantería, me preguntó si tenía alguna duda.

—Sobre las condiciones no, señor. Me ha quedado todo muy claro —mentí—, lo que sí que me gustaría saber es ¿cuándo vamos a empezar?

—¿Empezar con qué?

—Con la entrevista para evaluar mis conocimientos y experiencia.

Gimeno Margallo esbozó una sonrisa apaciguadora ante mi ingenuidad.

—La entrevista acaba de finalizar. Si no tienes ningún inconveniente, empezarás mañana.

La sensación de incredulidad en contacto con la alegría desmesurada de ver cumplido el sueño de mi infancia provocó en mi lengua un desafortunado patinazo de sinceridad del que me arrepentí al instante:

—¿Pero está usted seguro? No tengo apenas experiencia práctica, y he acabado la universidad con un cinco y medio de media. Estoy seguro de que podría encontrar a muchos candidatos más cualificados que yo para el puesto.

Un incómodo silencio asoló la habitación, un silencio áspero y oscuro que empezó a presionarme más y más fuerte, incitando unos remordimientos que empezaron a aflorar a través de los jirones de mi piel, desgarrada por aquel silencio áspero y oscuro. A Gimeno Margallo se le cambió el semblante. La expresión alegre y risueña que había mostrado durante la mañana desapareció. Ahora me observaba serio, taciturno, pensativo. Mientras, yo me reconcomía por dentro.

¿Cómo puedes ser tan idiota, Daniel?

—Dime una cosa, Daniel, ¿A ti te gustan las vacas?

¿Qué si me gustaban las vacas?

—Eh, sí, por supuesto —vacilé——, dentro de los animales de producción los grandes rumiantes son los que despiertan en mí una mayor inquietud profesional— dije intentando darle un enfoque técnico a aquella pregunta de índole infantil.

Gimeno Margallo volvió a sonreír

—¡Excelente! Pues por mi parte no hay más que hablar; las recomendaciones que me han llegado, así como su pasión por la disciplina, reflejada en su buen manejo del microscopio, hacen de usted el candidato más cualificado para ocupar el puesto.

En esa ocasión supe controlar la curiosidad por saber quién era el responsable de esas recomendaciones y me limité a estrechar la mano de Gimeno Margallo para:

—Agradecerle su confianza, señor.

—No tienes por qué darlas; estoy seguro de que cumplirás con creces con tu cometido, Daniel. Y una cosa más, a partir de ahora te pido que dejes de tratarme de usted, ya que desde este momento somos compañeros y además ese trato me hace viejo— y en un gesto de reafirmar su juventud, se echó la mano a la frente, para ensalzar aún más su ya de por sí ensalzado tupé. Al hacerlo, a Gimeno se le cambió el rictus. Desconcertado, volvió a posar las yemas de sus dedos sobre su frente, para detenerse en una de las pecas de mayor tamaño. La palpó y extrañado comenzó a rascarla con la punta de la uña; al hacerlo, la peca comenzó a desconcharse en un reseco polvo de color rojizo. Gimeno me miró extrañado buscando una respuesta a lo que estaba sucediendo.

¿Qué cojones estaba pasando?

Al no encontrar respuesta en mi cara de asombro, se dirigió sin mediar palabra al otro externo del laboratorio, donde un espejo translúcido por el polvo que había cuajado sobre él a lo largo de los años reposaba sobre la pared de blanquecinos azulejos. Gimeno Margallo tuvo que usar la mano para despejar su imagen en el espejo y poder verse reflejado. Al hacerlo bramó un desorbitado improperio, al que le siguió un sonoro rapapolvo —el primero de muchos— en dirección a mi persona. La reprimenda por no haberle avisado de que tenía la cara manchada de sangre de la cesárea, argumentada en la necesidad de un veterinario en cuidar su imagen personal para honrar y dignificar tan augusta profesión, me resultó aliviosamente gratificantemente. Qué más daba eso, a fin de cuentas. Gimeno Margallo había recuperado su rostro impoluto y yo rebosaba felicidad.

¡Había superado la entrevista; las recomendaciones que le habían llegado a Gimeno, así como mi pasión por la disciplina, hacían de mí el candidato más cualificado para ocupar el puesto!

Años más tarde, cuando descubrí que mi curriculum se encontraba el último de la lista de candidatos, y mi contratación se debió única y exclusivamente al hecho de que el resto de los aspirantes declinaron el puesto, volví a recordar la cara de Gimeno Margallo repleta de sangre y me di cuenta de que Gimeno Margallo sabía perfectamente que Daniel Castillo no tenía ni idea de qué narices estaba viendo cuando se plantó delante del microscopio.

Capítulo III

Era un soleado y frío día de enero. Como era habitual, quedé en la puerta del gabinete con Gimeno Margallo a primera hora de la mañana, cuando el sol se intuía con timidez y la escarcha, causante de pisadas inseguras, era la protagonista sobre el terreno. Tras cargar el material para la jornada de trabajo montamos en la vieja *C15* que llevaba mi jefe. Por aquel entonces yo conducía una furgoneta nueva del gabinete, con toda clase de extras. Cuando la recibí me ofrecí a cambiársela, pero Gimeno Margallo rechazó la oferta argumentando sus grandes dotes para la conducción por las carreteras de montaña, y alegando la necesidad, por mi origen cosmopolita, de que yo llevara un coche bien equipado.

La jornada se presentaba tranquila; íbamos a vacunar un lote de terneros que habían llegado hacía un par de días al cebadero de Grueso y Arturo. Como empezaba a ser costumbre, antes de la visita paramos a tomar un café en el bar de Clara. Una taberna cálida y con una pegajosa solera que impregnaba el mobiliario y las desgastadas baldosas sobre las que se filtraba cada mañana un mar de servilletas arrugadas y palillos astillados que Clara, o Clarita para Gimeno, achicaba escoba en mano sonrientemente. Clarita limpiaba, atendía la barra y sonreía, sonreía muchísimo, pero sobretodo se encargaba de que desde primera hora de la mañana los brillantísimos platos de porcelana no pararan de desfilar por la barnizada barra de madera. Huevos fritos con longaniza y su sonrisa rechoncha. Eran la simple pero efectiva combinación que cada mañana atraía hasta su bar a buena parte de la plantilla ganadera de la comarca, que se congregaba para contar mentiras y saciar el hambre, mientras se nutrían de los servilleteros metálicos para limpiar la grasa de la comisura de sus labios y utilizaban los palillos espigados para limpiar de carne los recovecos de sus amoladeras, nutriendo el mar de servilletas y palillos astillados que Clarita achicaba escoba en mano sonriente.

—Café solo muy muy caliente para Gimeno, y con mucha leche para Daniel.

—Gracias, Clarita, ¿conseguiremos que algún día el niño se tome el café como las personas mayores?

Detestaba el café solo

—Uy, seguro que si hace caso a su maestro acaba convirtiéndose en todo un hombretón, que para el tiempo que lleva aquí ya se le ve muy espabilado ¡Que menudo piquito tiene el nuevo! Me recuerda a alguien...— y, tras soltarnos una sonrisa cargada de picardía enfatizada por sus coloreados mofletes, Clarita y su rubia melena se fueron contoneando sensualmente sus pronunciadas curvas cuarentonas al otro lado de la barra.

—Sí, Daniel, Clarita tiene razón —dijo sin quitar la vista del delantal ceñido—, estás aprendiendo rápido, y aunque aún te quedan matices por pulir, creo que tu formación ya está más que finalizada y por tanto a partir de ahora ya podrás empezar a atender tú solo las visitas y urgencias.

En ese momento me di cuenta:

Habían pasado ya tres meses desde que recibiera
aquella llamada que me cambió la vida

Tres meses en los que el tiempo había pasado ante mí a una velocidad vertiginosa: Las jornadas maratonianas saneando rebaños
de ovejas junto con Lana, la asistencia a partos de vacas, cabras y
burras, el vacunar terneros y un sinfín de quehaceres de carácter
médico y quirúrgico habían ocupado el grueso de mi vida, alterando por completo mi percepción del tiempo. No obstante, el
haber destinado el total de mi tiempo y esfuerzo al ejercicio de la
práctica veterinaria no había hecho que me sintiera más seguro
en estas labores, sino todo lo contrario, cada día que había pasado
con uno de mis compañeros me hacía darme cuenta de lo poco
que sabía de la profesión, me sentía inseguro, seguía detestando el
café solo y no imaginaba el día en que comenzara a gustarme. Así
se lo trasmití a Gimeno Margallo.

—No te preocupes, todos hemos tenido miedo al principio,
pero si no empiezas a salir tú solo no aprenderás nunca.

Su argumento no me convenció en absoluto, y mi expresión
así debió reflejarlo. Gimeno Margallo prosiguió:

—Además no tienes de qué preocuparte; al principio siempre
que te encuentres con algún problema podrás llamarnos a Lana o
mí, y acudiremos en tu ayuda. Piensa también que los ganaderos
aquí son muy comprensivos, te ayudarán en todo lo que puedan
y no te pondrán ninguna traba.

Pagué los cafés, nos despedimos de Clarita con la promesa de
volver a verla al día siguiente y salimos por la puerta.

Aunque llegara a convertirme en el mejor veterinario
de la historia jamás tomaría el café solo

Grueso nos esperaba en la entrada del cebadero, palillo en boca y boina calada en dirección a su nariz aguileña. Su actitud nada tenía que ver con la del primer día que nos conocimos. Al parecer, el hecho de que acabara en el cauce del río por intentar recuperar una de sus vacas me hizo digno de su confianza, lo que en términos ganaderos se ejemplifica en invitarte a almorzar:

—Llegáis tarde —remarcó antes de quitarse el palillo de los labios para proferir una frase con la que yo no estaba aún familiarizado, y que acabaría aborreciendo, una frase simplona y sin fundamentos que repetían los ganaderos de manera automática como un dogma irrefutable.

—¡QUÉ BIEN VIVÍS LOS VETERINARIOS!

Aquellas cinco palabras apuntaladas por diez sílabas cambiaron el mohín de Gimeno, quien encajó el golpe sin replicar, dejando a Grueso que siguiera hablando.

—Seguro que estabais tomando café, pero no os preocupéis que llegáis a tiempo de tomar otro.

El viejo, que había acertado de lleno con lo del café, nos invitó a pasar a un pequeña caseta prefabricada, apuntalada por unos tableros de madera que un día debieron ser blancos, pero el indomable paso del tiempo ayudado por la lluvia y el frío había tornado en un mohoso tono gris ceniza. Dentro nos esperaba su hijo Arturo y una mesa repleta de viandas entre las que el café guardaba un papel secundario. A Gimeno Margallo le desquiciaban esas situaciones —él siempre iba con prisa y siempre llegaba tarde— y más después de haber tenido que oír esa frase martirizante, por lo que ralentizar la mañana de trabajo con un almuerzo encubierto le producía urticaria, y más después de haber tenido que oír eso de que los veterinarios vivíamos muy bien. Así que con la excusa de tener que ir a descornar las vacas de Octavio Solanilla no dudó ni un instante en dejarme sólo ante aquel desafío culinario.

—Así te estrenas en solitario, Daniel.

Y ahí me quedé yo, en aquella caseta repleta de viandas, solo ante mi primer desafío como veterinario, un desafío que por simple que fuera me causaba vértigo y emoción a partes iguales. Tomé entonces mi primera decisión en solitario como veterinario titular, que consistió —previo consentimiento de Grueso— en vacunar primero a los terneros y almorzar después —no fuera a requerir mi ayuda alguno de mis compañeros—. La primera parte nos supuso treinta minutos de trabajo. La segunda se prolongó en casi dos horas de degustación de embutidos caseros, tortilla de robellones y vino rancio de la casa, en un ambiente distendido de conversaciones de índole agrario, con el claro propósito de conocer a fondo las pesquisas personales del novel veterinario responsable de la salud de sus animales.

—¿Qué ha llevado a un chico de Madrid a vivir al Pirineo?

—¿Por qué te has hecho veterinario de vacas, si allí en la ciudad no debéis de tener ninguna?

—Tú no tienes novia, ¿verdad? Pues aquí olvídate de encontrarla, las pocas mujeres que hay están emparejadas y las que quedan solteras son de armas tomar ¡Menudas son las montañesas!

Como si el buen hacer del veterinario en los temas sentimentales fuera relacionado con sus dotes para la praxis de la práctica veterinaria, padre e hijo pusieron especial atención en mi situación sentimental. Pero como el tema desgraciadamente carecía de contenido mediático, pronto tornaron la conversación hacia otro ámbito mucho más relevante en términos ganaderos, un tema recurrente en la historia de la ganadería y la interacción del ser humano con el medio natural, un tema sobre el cual en ese momento no tenía una opinión forjada, y que sin yo imaginármelo iba a tener una importante repercusión en mi carrera como veterinario.

—Pues como lleguen a este valle, nos supone la ruina, la ruina. Allí en Francia un oso el verano pasado despeñó un rebaño y *¡pimba!* más de cien ovejas muertas. Y por no hablarte de los lobos, que esos sí que son alimañas que matan por matar, te lo digo yo, y no son solo las ovejas o vacas que maten, sino los problemas que vienen después, que si abortos, que si vacas que no te vuelven a preñar nunca. Y la intranquilidad de dejar el rebaño solo en el monte, que esa te la llevas para casa y duerme todos los días contigo. Que no, que no, que esto tiene muy mala solución.

Acabadas las viandas, puesto al día el veterinario sobre la problemática de la convivencia de osos y lobos con la ganadería extensiva, y puesto al día el ganadero sobre la raquítica vida sentimental del veterinario, marché de la explotación con una sensación de plenitud —estomacal y emocional— tras mi primera visita en solitario, que me hizo plantearme si iba a ser verdad eso que decía Grueso.

¡Qué bien vivís los veterinarios!

Capítulo IV

¡Qué bien vivís los veterinarios!

Tan solo unas horas más tarde, cuando el teléfono me sacó de la cama a las tres y media de la mañana, la teoría, repetida hasta la saciedad por los ganaderos, quedó inmediatamente descartada por los confines.

Al teléfono Lola, de Muro de Bellós. Desconocida para el joven veterinario, preguntaba por Gimeno. Necesitaba que acudiera urgentemente a su granja, una novilla se había puesto de parto y no conseguían sacar al ternero.

Tras dar las debidas explicaciones acerca de que era yo

—Sí señora, el nuevo.

el que asistiría al parto en lugar de Gimeno Margallo.

—Pues porque estoy yo de guardia y me toca ir a mí.

Vaticinar que probablemente hubiera que hacer una cesárea.

—Ya sé que Gimeno hace muy bien las cesáreas, pero de verdad que no puede venir.

Y emplazarla a que tuvieran todo listo en media hora que es lo que tardaría en llegar.

—Entiendo que se quedaría más tranquila si viniera Gimeno Margallo, pero lamentablemente no será posible, ahora nos vemos.

Colgué el teléfono. Cambié el pijama por la indumentaria de trabajo. Bebí de trago un café con mucha leche que aguardaba tibio desde la tarde anterior en la cafetera, y con cuerpo y mente aún adormecidos bajé a la calle. El cielo estaba despejado, ni una nube se interponía frente al mar de estrellas de la noche anticiclónica. Antes de entrar en la furgoneta raspé con rasmia la encostrada capa de hielo que brillaba adherida a la luna delantera, mirando envidioso los demás coches con sus lunas prevenidamente cubiertas con cartones. La tarjeta de fidelización del supermercado acabó cediendo al contacto con el hielo y tuve que terminar de despejar el cristal con las uñas. Monté en la furgoneta con los dedos amoratados por los cristales de hielo que se habían introducido punzantes bajo mis uñas. El termómetro marcaba menos tres grados. Consulté la ruta con la dificultad que supone usar una pantalla táctil con unos dedos con la sensibilidad mermada, y puse rumbo a Muro de Bellós.

Conducía despacio, no por prudencia, sino por inseguridad. Iba a ser el primer parto que atendiera en solitario, y tenía miedo de cagarla. Recordé entonces la primera cesárea que realicé bajo la supervisión de Gimeno Margallo. Había sido al mes de entrar en el gabinete. Antes de empezar, mientras nos cambiábamos, Gimeno me preguntó sobre los pasos a seguir. Y como esa pregunta me la sabía, ensalzando presuntuosamente mis conocimientos recité de memoria:

—Lo primero que tenemos que hacer es preparar el campo quirúrgico, es decir, afeitar el flanco izquierdo del animal, y limpiar el área con agua y jabón. Luego debemos dormir la zona con anestesia local. Una vez el campo esté listo procederemos a la fase de incisión: Con el bisturí seccionaremos con un corte de unos cuarenta centímetros la piel, los músculos oblicuos y por último el peritoneo. Después de esto, buscaremos el útero y lo exteriorizaremos con las manos exponiéndolo al campo visual, para luego después seccionarlo con el bisturí y sacar al animal por las patas, que en una situación normal serán las traseras...

Cuando terminé con la exposición de los tipos de sutura que podíamos realizar, Gimeno Margallo dejó escapar sin ningún pudor un bostezo desmesurado antes de replicarme:

—Que sí, que sí, que todo eso está muy bien, se nota que has estudiado, pero este instruidísimo recital corresponde, tan sólo, a uno de los tres pilares de cualquier intervención veterinaria —prosiguió mientras se enfundaba los ceñidos guantes de nitrilo—. El rollo que me has contado atañe al *Pilar Técnico o Pilar Quirúrgico.* Pero no tenemos que olvidar que somos veterinarios y que en nuestra profesión la técnica quirúrgica no lo es todo, ya que nuestros pacientes son animales, que en muchas ocasiones estarán parcialmente despiertos durante las intervenciones, por lo que garantizar la seguridad tanto del animal como de los operarios (ganaderos y veterinarios) es igual de importante, o más —incidió levantando enérgicamente el emplasticado dedo anular al infinito—, que la propia técnica de cirugía. Por lo que antes de empezar cualquier intervención, cualquiera, por sencilla que sea —remarcó— debemos asegurarnos de que el animal esté colocado en un lugar adecuado; en una posición que garantice por un lado el bienestar del animal y que a su vez condicione sus movimientos para preservar nuestra seguridad. Estoy hablando del segundo pilar, el *Pilar del Manejo.*

Este punto podría resumirse en una frase que le oí decir a Gimeno en multitud de ocasiones:

—*¡Hay que atar bien a la vaca, me cago en dios!*

Visto el segundo pilar, Gimeno Margallo prosiguió con su explicación mientras cubría con sumo cuidado su redundantemente cuidada cabellera con un gorro quirúrgico, ritual que practicaba meticulosamente antes de cada operación.

—Además debemos tener en cuenta que, en muchas ocasiones, sólo acudiremos un veterinario para realizar intervenciones que requieren de más de una persona, por lo que tendremos que buscar ayuda en los ganaderos. Así que es nuestra obligación indicarles en todo momento lo que tienen que hacer ¿Me has entendido? Lo que nos lleva al tercer pilar ¡*El Pilar de la Dirección y Formación!* Tendrás que ejercer de director de operaciones, y explicarles todo lo que tienen que hacer. Y cuando digo todo me refiero a cómo hay que lavarse las manos antes de cada intervención, qué pueden y qué no pueden tocar...

La aparición repentina de una silueta orillada en la cuneta, que sostenía un candelabro viejo y oxidado de cuya mecha se desprendía una ligerísima luz anaranjada que no permitía más que trazar una desdibujada figura opaca en la densa oscuridad de la noche, hizo que el recuerdo se evaporara por los cristales de mi coche, al tiempo que mi corazón daba un vuelco. Detuve la furgoneta y sin ninguna convicción bajé la ventanilla a la altura de esa figura que aprovechó el lento descender del cristal para acercarse al lateral del vehículo, y descubrir bajo la tenue luz enrojecida el rostro de una mujer entrada en años, de una piel morena y desgastada por un entramado de caudalosas arrugas y sus finísimos afluentes que desembocaban en una papada pellejosa que se descolgaba de un prominente mentón alargado. El mentón, que estaba ocupado en su práctica totalidad por un lunar oscuro y profundo del que brotaba un solitario y ondulado pelo negro, conjugaba en prominencia con una nariz alargada, huesuda e irregular, que parecía aún más grande por estar acompañada de unos ojos extremadamente pequeños y de un color extremadamente negro. El pelo que se desprendía alborozado y rizado de la capucha holgada con la que cubría su cabeza era tan plateado que brillaba al contacto con la luna, lo que terminaba por conferir a aquella mujer un aspecto tan místico y tenebroso que me hizo plantearme si me encontraba ante una descendiente de las malogradas brujas medievales del cercano valle de Tena.

—¿Conque tú eres el nuevo? Será mejor que dejes el coche aquí y continuemos andando hasta la cuadra...

El traje de partos consistía en un pantalón impermeable y una ajustada camisa de plástico que dejaba al aire las extremidades para que el cirujano pudiera maniobrar con total comodidad. Cuando me lo probé, el día que Gimeno Margallo me entregó todo mi material, me pareció un atuendo cómodo y ligero. Me miré ante el espejo con él puesto. Las mangas ajustadas apretaban mis bíceps resaltándolos para hacerme parecer más fuerte, y el ceñido encaje por la cintura me estilizaba la figura ensanchándome los hombros y dando volumen a mi pecho. Para más regocijo, el traje era verde, como mis ojos, un color que combinado con el castaño de mi pelo siempre me quedaba bien. Me volví a mirar, y sonreí seduciendo al cristal. Me gusté, me gusté muy mucho con él puesto, y no pude evitar fantasear con mi propia imagen yendo a atender partos a pueblos remotos con las hijas de los ganaderos embelesadas ante Daniel Castillo, el apuesto veterinario. Sí, sí, aquel traje me quedaba de puta madre. Sin embargo, cuando aquella noche, en la oscuridad de la cuneta y bajo la luz del candelabro de mi sexagenaria azafata, me enfundé el traje dejando por el camino entrever mis vergüenzas bajo unos coloridos calzoncillos de pernera.

—Vaya, vaya, si va a resultar que el yogurín va a mejorar a Gimeno... ¡Ya sólo falta que sepa algo de veterinaria! nada me importaron mi estética y apariencia. Solo podía pensar una cosa:

Hacía un frío de cojones

Con los brazos al aire y ese fino plástico que no abrigaba nada, sentía cómo las gélidas gotas del rocío comenzaban a solidificar cristalinas sobre la piel erizada de mis brazos entumecidos. Desoyendo mi instinto que me incitaba a volver al meloso abrigo de mis sábanas, cogí del maletero de la furgoneta los utensilios para la práctica obstétrica —mesa plegable, toalla y bandeja repleta de material quirúrgico—. Y seguí a Lola a través de una estrecha vereda que nacía en el arcén donde había aparcado mi furgoneta.

—¿Está segura de que puedo dejar la furgoneta aquí, no sé si dejo sitio para que pase otro coche?

—¡Ja, como si esperásemos a alguien más!

Hacía un frío de cojones

La senda, apenas perceptible entre la oscuridad y la maleza, bordeaba un malogrado campo de cultivo que brillaba iluminado por la escarcha, y desembocaba en lo que en la distancia parecía un pequeño establo alumbrado por la tenue luz de unos focos. Me costó un esfuerzo superlativo mantener el ritmo de Lola, que a pesar de su aspecto escuálido y desgastado se movía en aquel terreno con una agilidad pasmosa. Aquella señora parecía flotar como una bruja en la opacidad de la noche, ondeando silenciosa los vuelos de su negra falda entre las hierbas congeladas, al contrario que yo, que con unos pasos torpemente magnificados por unas botas de goma que me quedaban grandes, tropezaba constantemente con piedras y raíces intentando con muy poco estilo llevar todo el material intacto hasta la cuadra. Antes de llegar a la explotación, Lola se detuvo en una ruinosa borda de piedra plantada en el borde del campo alegando que iba a coger unas cuerdas por si nos fuesen de utilidad. Antes de perderse en la oscuridad de la cabaña, señaló el establo:

—Ahí está la cuadra; si crees que puedes llegar sin luz ve yendo. O espérame que tardo dos minutos.

Hacía un frío de cojones, y lo último que quería era quedarme quieto, así que declinando el candelabro de Lola me aventuré en la oscuridad de la vereda con la vista puesta en la cuadra.

—¿Sabrás llegar tú solito, o te dibujo un mapa?

Además de bruja, payasa

Aupándome en unos pasos inseguros me fui acercando a la cuadra. De pronto, observé cómo del final del camino surgió una pequeña y redondeada crisálida de luz que comenzó a moverse en mi dirección. Según se aproximaba por el oscuro sendero aquella lucecilla anaranjada fue dando sombra a otra silueta, dándome a entender que venía alguien más. Me alegró bastante saber que no iba a estar solo con aquella bruja de mirada tenebrosa para atender el parto. Paso a paso, según la lucecilla se fue haciendo más grande y la silueta que alumbraba más nítida, una amarga sensación de incredulidad fue fraguando en mi interior. Descarté la idea. No, no podía ser verdad, así que seguí avanzado aupado por la curiosidad, pero al darme cuenta de lo que estaba ocurriendo, y de que la inverosimilitud de mi pensamiento estaba resultando ser escabrosamente real, mis pasos empezaron a ralentizarse intentando evitar aquel encuentro inevitable, ya que aquella figura no se detuvo y se fue acercando sigilosamente, ondeando los vuelos de su negra falda entre las hierbas congeladas. Mi corazón se detuvo, no podía ser cierto. Entonces vi su cara con total claridad, y no hubo dudas. De pronto dejó de hacer frío, y se me congeló la sangre. Mi estómago se volteó sobre sí mismo en un amago de arcada que propició que todo el material que llevaba se cayera de forma estrepitosa al suelo.

Me maten

Miré al suelo donde entre hierbas congeladas y raíces enroscadas se esparcía todo el material quirúrgico que había seleccionado con tanto esmero. Y dudé si salir corriendo o volver a mirar a la cara a aquella BRUJA entrada en años, de una piel morena y desgastada por un entramado de caudalosas arrugas y sus finísimos afluentes que desembocaban en una papada pellejosa que se descolgaba de un prominente mentón alargado. El mentón que estaba ocupado en su práctica totalidad por un lunar oscuro y profundo del que brotaba un solitario y ondulado pelo negro, conjugaba en prominencia con una nariz alargada, huesuda e irregular, que parecía aún más grande por estar acompañada de unos ojos extremadamente pequeños y de un color extremadamente negro. Me iba a decantar por correr y escapar de aquel maléfico lugar cuando una voz, la voz, la jodida misma voz que acababa de despedirme a mi espalda en mitad del camino, degolló el silencio de la noche:

—La culpa la tiene mi hermana, por dejarte acarrear con todo eso con lo oscuro que está. Anda, deja que te ayude.

¿Hermana?

Sentí entonces cómo una fresca oleada de alivio purgó mi interior devolviendo el frío a mi cuerpo y el calor a mi sangre. Aliviado, caí en la cuenta de que aquella debía de ser la granja de *Las gemelas del Bellós*, de la cual había oído hablar a Gimeno en alguna ocasión. Pero una cosa era ser gemelas y otra era ser jodidamente idénticas. Me eché la mano al pecho para intentar calmar a mi corazón que seguía desbocado. Otro susto así y no lo contaba.

Tras recoger el material con la ayuda de Amanda, que era como se llamaba la gemela que según su presentación llegó a este mundo dos minutos antes que Lola, llegamos a la cuadra donde nos esperaba mi paciente: Una pequeña novilla de raza parda, de nombre Bernarda, a la que le asomaban dos patas de la vulva, y se movía nerviosa en un pequeño corral que contrastaba por ser el único espacio de la cuadra que contaba con paja limpia como cama en lugar de fiemo. Después de hacer los trámites obstétricos pertinentes, que consistieron en dar fe de que por ese agujero tan pequeño no salía un ternero tan grande, confirmé que debíamos hacer una cesárea. Mi primera cesárea como veterinario titular. La sensación de vértigo era brutal.

Recordando las indicaciones de Gimeno, atamos con una cabezada al animal a un pilar de la cuadra, y emplacé a Amanda, por su carácter más calmado, y sobre todo porque me había tratado con más educación y respeto, a que se lavara las manos y se cambiara de ropa para ayudarme durante la operación. Era curioso, pero antes de empezar ya no sentía frío.

Comencé la operación, desprendiendo seguridad, con un control exhaustivo de los tres pilares:

Pilar de manejo: Vaca bien atada

*Pilar de la dirección: Cirujano y
ayudante bien limpios y desinfectados*

Pilar quirúrgico: Técnica quirúrgica recordada al milímetro

Lo que creo que en aquel momento no me podía imaginar era la debacle que se me avecinaba.

El primero de los pilares se derrumbó en el momento en que incidí con el bisturí sobre el peritoneo, aquella fina capa que recubre el abdomen y expone al abrirse las vísceras al cirujano. Gimeno ya me había advertido sobre la sensibilidad de esa capa. Pero no sirvió de nada. Cuando la hoja del bisturí rasgó el fino tejido blanquecino

¡PUM!

la novilla altamente irritada me propició una coz violenta que impactó sobre mi muslo derecho, y me recordó que, aparte de atar al animal con la cabezada, también era recomendable sujetar su pata trasera para evitar que coceara, e impedir que se tumbara en el suelo. Dolorido, y con la marca de la pezuña tatuada en la piel, intenté aparentar entereza y recuperar el control de la situación. Respiré orondo y le pedí a Lola, que por sus carcajadas parecía estar presenciando una comedia, que atara la pata trasera del animal.

—A sus órdenes, capitán. ¿Necesita que le traiga unas espinilleras para la segunda parte?

Ignorando el profuso dolor que emergía de mi pierna entumecida y me hacía plantearme si aquella patada podía haberme roto un hueso, continué la intervención con la ayuda de Amanda

—Acércame las tijeras.

—Sujeta esta pinza.

—Presiona el vaso...

cuya actitud silenciosa contrastaba con la de su hermana que no callaba. Así, a un ritmo lento pero seguro, fuimos avanzando sobre el enjambre de músculos, fascias, vasos y nervios hasta que conseguimos exteriorizar el útero del animal. En ese momento, cuando parecía de nuevo tener el control de la situación, escuché el seco sonido que produjo la caída del segundo pilar. Alertado por el ruido me di la vuelta para comprobar cuál era la causa de aquel estruendo. Al hacerlo vi a Amanda, mi ayudante silenciosa y leal, tumbada en el suelo a causa de un desfallecimiento. Acto seguido, Lola, con toda naturalidad, agarró por los pies a su hermana y la retiró de la escena como si de un saco de patatas se tratara.

—¡Mira que escoger como ayudante a la hermana aprensiva! Pobre Bernarda, me parece a mí que esta no lo cuenta....

Estaba completamente desbordado. Con los dos primeros pilares derrumbados mi actuación podía equipararse a la de un grumete intentado achicar agua de un barco encallado con una espumadera. Con el pesado útero en una mano y sin saber realmente qué hacer, me presté a ayudar a Lola mientras levantaba las piernas de su hermana.

—Quita, quita. Tú con que intentes salvar a la Bernarda tienes suficiente.

Respiré, cerré los ojos, y tras descartar la suculenta opción de salir corriendo de ese lugar para no volver nunca,

Venga, hostia, Daniel, que tú puedes

me dispuse a acabar la intervención sin ninguna ayuda, ya que al parecer Lola tampoco se llevaba demasiado bien con la sangre y las vísceras. Así pues, sin soltar el pesadísimo útero que tenía agarrado con el brazo izquierdo a través de la incisión, alargué el otro brazo hasta la mesa donde tenía el bisturí, consciente de que, si soltaba el útero, sin apoyo no iba a ser capaz de volverlo a exteriorizar. El esfuerzo fue tremendo, estiré mi cuerpo de forma que los músculos de piernas, espalda y brazos se tensaron entre un mar de sudor y lágrimas, hasta que finalmente la yema de mi dedo anular entró en contacto con el frío mango del bisturí. Lola, que contemplaba la escena en la distancia, no desaprovechó la ocasión de comentar la gesta:

—Musculitos, también podrías haberme pedido que te acercara la mesa. Que esta —en alusión a su hermana que empezaba a entreabrir los ojos— no se va a ir muy lejos.

Ya con el bisturí en la mano, seccioné el útero. Fue un corte limpio, de unos treinta centímetros, que provocó que las dos patas traseras del becerro salieran al exterior. Pedí entonces la colaboración de Lola para amarrar las dos patas pegajosas y escurridizas con unas cuerdas y tirar de ellas en sentido distal a la novilla.

—¡Una, dos y tres!

Y en un desorbitado esfuerzo bañado por sangre y líquido amniótico el ternero llegó a este mundo.

Tras comprobar que el animal, una hembra de color cárdeno, se encontraba en perfectas condiciones, y sin tiempo para miramientos ni reflexiones románticas sobre el milagro de la vida, me dispuse a recuperar el control del timón y suturar el útero. Fue en ese momento cuando me percaté de que el tercer pilar, el único que hasta el momento se mantenía en pie, sosteniendo mi endeble actuación, acababa de sucumbir al igual que los dos anteriores. La incisión que había realizado en el útero había sido demasiado pequeña, y al tirar de la ternera el útero se había desgarrado en forma de siete con difícil pronóstico. Las palabras de Gimeno volvieron a martirizarme:

—*En las primeras intervenciones te recomiendo que las incisiones las hagas más grandes, te permitirá tener mejor campo visual y trabajarás mejor evitando desgarros...*

Anduve entre las ruinas polvorientas de los pilares derrumbados con aguja de sesenta y ocho y sutura del seis, intentando poner remedio a aquel desaguisado del que yo era el único responsable. Me llevó tiempo, algún que otro pinchazo, y otro susto en forma de coz, esta vez amortiguada por la cuerda. Mientras que en mi cabeza una idea centrifugaba sin parar:

La has cagado, Daniel

Cuando acabé con el último punto en la piel, el sol hacía su aparición por el este, Amanda ya recuperada secaba con un trapo al ternero, y Lola roncaba sobre una paca de paja.

El resultado de mi primera gran actuación en solitario se saldó, como era de esperar, con la novilla muerta a los tres días a causa de una peritonitis derivada de la operación, dándome la razón en la idea de que:

La había cagado

A lo que se sumó una buena reprimenda de Gimeno Margallo. No porque la vaca se muriera

—A todos se nos mueren vacas, a mí el primero.

sino por asistir yo solo a una explotación en la que no iba a contar con un buen apoyo. Como si yo me hubiera imaginado lo que iba a suceder. Desde aquella conversación el amargo recuerdo de aquella aciaga noche comenzó a cocinarse en mi sesera, y se condensó en un denso nubarrón que no cesó en acompañarme a todas partes durante los siguientes días.

La había cagado

En mi primera intervención sin el resguardo de Gimeno, y la Bernarda, la vaca, la pobre vaca, que de tan buena que era hasta tenía un nombre, muerta. Sin otro responsable que yo, Daniel Castillo.

El mata vacas

¿Y si no valía para esto? ¿y si debía volver a la ciudad y dejar de volcar mi incompetencia sobre las inocentes criaturas? El nubarrón de aquel recuerdo amargo no paraba de crecer y me torturaba día tras día, hasta el punto de que a la semana siguiente puse mi cargo a disposición de Gimeno Margallo.

Cuando Gimeno Margallo puso como único requisito para aceptar mi dimisión que volviera a visitar a las Gemelas del Bellós, pensé que quería que me disculpase antes de irme con las dos hermanas, a quienes aún a plena luz del día era prácticamente imposible diferenciar la una de la otra, y la otra de la una, y a las dos, de dos brujas con sus negras faldas y sus rostros herejinos. Y a ello me disponía, a pedirles perdón, cuando entré en la cuadra de mi fatídico debut y las vi allí entre el suelo de paja, dándole un biberón a una preciosa ternera cárdena que según me dijeron iba para vaca y a la que habían bautizado como *Daniela*.

Capítulo V

Como era habitual, Lana Coronas se levantó cuando el reloj de la mesilla marcaba las cinco y cincuenta y siete. No es que fuera una persona excesivamente supersticiosa, pero siempre que puede prefiere decantar las decisiones del día a día con *números primos*. Algo similar hacía Nicola Tesla y hoy en día nadie discute que era un genio, y aunque en su día fue menos reconocido que Thomas Edisson, para Lana el croata fue sin duda el claro vencedor en su particular disputa con el americano *por La Guerra de las Corrientes.*

Desayunó un par de tostadas —pan integral— con mermelada —de ciruela casera— y mantequilla —testimonial, que una empezaba a tener una edad y tenía que cuidarse—. De fondo, la radio servía de único nexo de unión con el mundo globalizado en el que vivía y del que no quería formar parte, nada de televisión, y de internet lo justo. A su lado *Pesadilla*, recién levantado, frotaba su dorso contra el empeine de su dueña con el claro propósito de recibir su lata de paté de hígado de ternera.

—¡Pero cómo puedes ser tan guapo! Si es que te como a besos, cosa bonita, que más bonito no se puede ser— y se agachó al suelo de la cocina para acariciar el negrísimo pelaje sedoso del ronroneante gato de raza angora.

Servida la comida, la atención del felino se concentró en el rebosante cuenco de cerámica que Lana esculpió durante el curso de orfebrería que impartieron en la comarca años atrás. Saciado el gato, la dueña revisó cansinamente los mensajes del teléfono móvil. Al margen de su edad, cuarenta y uno el próximo noviembre, era una mujer atractiva, lo que no pasaba inadvertido en una bandeja de entrada donde se amontonaban los pretendientes de esta y otras comarcas.

Nada que merezca la pena contestar

Ataviada con un vulgar plumas, salió por la puerta trasera al jardín a revisar el huerto. Un puñado de tomates rosas de Barbastro, dos calabacines y una calabaza completaron la escueta cesta de mimbre, que confirmaba que octubre era un mal mes para los hortelanos. Ahora, de cara al frío, le tocaría poner la atención en las borrajas, espinacas y coliflores. Los restos de la cosecha fueron a parar a los buches de las catorce gallinas, junto con una lata de maíz. Pienso ya no les daba desde que discutiera con el empleado de la cooperativa por un desencuentro amoroso (Resulta que el tío en realidad sí que tenía pareja, y Lana por ahí no pasaba). Aviados los plumíferos, les tocó el turno a los rumiantes: seis ovejas y una cabra. Esparció con el horquillo un poco de alfalfa en la comedera y echó un vistazo rápido al modesto rebaño. Para su sorpresa, los tres corderos de la paridera de septiembre ya estaban bastante crecidos, así que pronto tendría que llamar a su hermano Antonio, el carnicero de Guaso, para que los sacrificara. Ella lo había intentado en alguna ocasión, pero le resultaba imposible clavar el cuchillo en el cuello del animal para después esperar a ver con agonía cómo la vida del cordero se esfumaba muda en un cálido reguero de sangre.

Finalizados los quehaceres del hogar, se preparó un té y revisó con amargura la agenda:

Octavio Solanilla, formación Daniel Castillo 7.57h

De camino al coche, miró cómo su confesor se acicalaba el pelaje con la lengua sentado en el asiento del copiloto:

—Ya te he contado lo que pienso al respecto, Pesadilla; no puede ser que cada dos por tres venga un veterinario nuevo, y ¡ale! la tonta de Lana a formarle, a enseñarle todo lo que sabe de la mejor manera posible y total ¿para qué? Para que pase como con el último que se marchó a los seis meses a un trabajo de oficina alegando que tenía experiencia en clínica de rumiantes ¡Pero qué experiencia clínica vas a tener si te daba cosa meter mano a las vacas! Yo ya se lo dije a Gimeno, que del próximo se encargaría él, que yo no quería hacerme cargo de entrevistas ni de formación de parvulitos. Sí, sí, no te preocupes, Lana, que esta vez yo me ocupo de las entrevistas, y en el caso de que coja a alguien sin experiencia yo me hago cargo íntegramente de su formación. ¿Y cuánto ha tardado en endosarme al nuevo? ¡Tres días, Pesadilla, tres días! No te preocupes, Lana, que es un chaval muy simpático, ¿Y a mí que más me da que sea simpático el chaval si al año nos va a dejar en la estacada? En fin, Pesadilla que me enciendo y tú no tienes la culpa.

Y esperó en el asiento de la furgoneta hasta que el reloj marcó las siete y cincuenta y siete para bajar del coche y entrar al gabinete.

*

Pasadas las siete y media Gimeno Margallo me dejó en la puerta de mi casa. Volvíamos de atender mi primer parto nocturno en la localidad de Bielsa, y aunque mi papel había sido meramente testimonial llegué a casa sucio, con la camiseta interior impregnada en sudor y con restos de sangre petrificada en los brazos. Así que me decanté por pegarme una ducha rápida antes de volver al gabinete, para dar la mejor impresión posible a Lana, mi otra jefa, a la que aún no conocía. Habíamos quedado a las siete y cincuenta y siete, sí, siete y cincuenta y siete, en el gabinete y aunque el horario me pareció tan rocambolesco que tuve que preguntárselo dos veces a Lana por teléfono, no quería llegar ni tarde ni sucio. Esa fue la razón por la cual camino del gabinete forcé en demasía el motor de la furgoneta y, aunque aquello fuera un pueblucho, esas cosas no pasaban inadvertidas ante la guardia civil que calificó mi hazaña con dos puntos y cien euros de multa.

Cojonudo

De esta manera, con una mezcla de cansancio por apenas haber dormido y cabreo por el desbarajuste económico producido antes de cobrar mi primer sueldo, aparqué en el gabinete cuando el sol asomaba la cabeza tras las montañas del este. Había otra furgoneta estacionada en la puerta, por lo que supuse que Lana ya habría llegado. Consulté el reloj de mi muñeca, para confirmar que sí, que llegaba tarde. El día sin apenas haber comenzado no paraba de mejorar. Apresurado, bajé de la furgoneta y abrí el portón trasero con el objetivo de coger una bolsa con las botas y ropa de trabajo; ya que llegaba tarde, pensé que sería bueno que mi jefa viera que por lo menos iba preparado. Por lo que me puse a rebuscar entre el caos del maletero, hostigado por el traqueteo de las agujas del reloj, que bailaban sin parar mientras intentaba sin éxito encontrar un mono de trabajo limpio. Cuando por fin encontré un buzo sin usar, un gato negro, atraído probablemente por el calor de la furgoneta, saltó al interior del maletero.

Pimp

—Venga va, gato, tira para fuera que tengo prisa.
Y cogí al gato con una mano y lo posé en el suelo.

—¿Dónde dejé yo anoche las botas?
¿No me las dejaría en el coche de Gimeno? Ah no, ahí están.

Pimp

Con otro acrobático salto el dichoso gato negro volvió a colarse dentro del maletero, para esta vez tumbarse encima de mi impoluto mono de trabajo.

—Venga, gato, fuera de ahí, que me vas a llenar la ropa de pelos.

Y en esa ocasión acompañé el acto de expulsión con un ligero puntapié al felino para evitar nuevas inmersiones. Acción que inmediatamente provocó tras de mí un tsunami dialéctico que a punto estuvo de hacerme llorar.

—Pero ¿quién cojones te has creído que eres para pegar a mi gato?

Me volví sorprendido e intenté excusarme, pero ante la avalancha desmesurada de improperios que no paraban de impactar contra mi persona,

—¡Menudo veterinario de los cojones!

de mi boca no salió ninguna palabra con sentido, así que me limité a levantar las manos en señal de rendición. Acción que no causó ningún efecto en aquella mujer delgada de media estatura y melena castaña en la que empezaba a asomar alguna cana con timidez, dueña de un rostro que intuí debía de ser hermoso una vez liberado de aquel rictus iracundo que la poseía.

—¡Como le vuelvas a tocar un pelo a Pesadilla será lo último que hagas en esta empresa!

Y una caja de guantes salió despedida en dirección a mi cabeza; la esquivé por milímetros, y se estrelló contra el portón de la furgoneta provocando una lluvia de confeti azul que se posó levitando sobre el negro asfalto. Fatigada y jadeante y con una flamante y voluptuosa vena que surcaba palpitante su frente, Lana Coronas me soltó una última mirada de repulsa, con unos pantanosos ojos verdes, custodiados por un juncal de frondosas pestañas negras, que me hizo ahogarme en el pantano de remordimientos que emergió en mis adentros por dar aquel inoportuno puntapié, para después subirse a su furgoneta y cerrar con un sonoro portazo.

Intenté asimilar lo ocurrido en el silencio que precedió al huracán. Mis piernas se retorcían temblorosas, y había roto a sudar. Me encontraba en una situación de lo más comprometida. Sentía haber roto una copa rebosante de vino en mil pedazos, y no sabía cómo recoger los trozos de cristal esparcidos por el suelo encharcado sin tirar alguna otra copa y empeorar la situación. Finalmente, ante mi falta de iniciativa fue Lana la que con brusquedad empezó a limpiar el desaguisado:

—Bueno, qué ¿te montas en el coche? Que ya vamos tarde.

Trastabillado recogí los guantes esparcidos por el suelo, reordené mis pertenencias, las puse en el maletero de la furgoneta de Lana, y con la mayor de las cautelas abrí suavemente la puerta del copiloto intentando no pisar ningún cristal. Al virar la puerta vi a aquel maldito gato negro sentado en el asiento del copiloto y pude escuchar cómo los cristales de aquel malentendido crepitaban bajo mis pies ensangrentados. Acto seguido dueña y mascota me lanzaron sendas miradas de reprobación, sentí entonces cómo los cristales se clavaban en mis pies descalzos haciendo que una ola de sudor e inseguridad bañara mi piel, despojando de toda utilidad mi ducha matinal. Pude intuir en los ojos de Lana la intención de mandarme sentar atrás, pero debió de percatarse de que la furgoneta sólo tenía dos plazas y que, aunque ganas no le faltaban, no era lo más adecuado desplazarme al maletero. Por lo que, resignada y sin mediar palabra, cogió al gato y lo puso en su regazo.

El trayecto camino a la granja de Octavio Solanilla estuvo marcado por un silencio impetuoso que no me vi capacitado de alterar, mientras en mi cráneo no paraban de sonajear crepitantes los cristales rotos dentro de un coche que atufaba a vino y sudor.

Esto no se limpia en un día

Capítulo VI

Octavio Solanilla era uno de los ganaderos más conocidos de la comarca. Tenía un rebaño de mil doscientas ovejas de rasa aragonesa, un cebadero de porcino de dos mil plazas de cebo, y cerca de doscientas vacas pardas. Su presencia en diversos sindicatos agrarios, sus intervenciones en la política comarcal, y sobre todo el hecho de que hubiera conocido a su esposa años atrás en un *reality* de televisión que emparejaba a granjeros, habían hecho que su nombre fuera conocido en todos los lugares de la comarca.

Nos recibió en la puerta de su explotación, ataviado con un impoluto mono de trabajo costeado por una multinacional del sector de la alimentación animal, que dejaba claro su gusto por el buen comer. De diámetro sobrado y estatura escaso, farias en mano, con aire fanfarrón, nos recordó que llegábamos tarde, *que qué bien vivíamos los veterinarios*. Sólo con la hirviente mirada de repulsa, Lana desquebrajó la altiva sonrisa que Octavio llevaba dibujada permanentemente en el rostro, para mutarla en una mueca amarga. Pero Octavio no se amedrentaba tan fácilmente y tras inspirar una profunda bocanada y repasar con las yemas de los dedos los bucles engominados que se repartían con dispar frondosidad por su cabeza volvió a sonreír, para en esta ocasión dirigirse a Ibrahim y Musa —los dos pastores de complexión antagónica a la su capataz— e instarles a que nos ayudaran a descargar el material y a colocarlo en un lateral de la manga de trabajo. Octavio, ya con la confianza recuperada, empezó con el cuestionario habitual ambientado por las densas cortinas de humo gris que el interrogador exhalaba al terminar cada pregunta:

—De Madrid.

—Veintitrés.

—La facultad en Zaragoza.

—Porque no me dio la nota para estudiar en Madrid.

¿Y a este qué cojones le importa?

—Supongo que desde pequeño quería ser veterinario porque tenía un perro.

Que completó con la para mí menos conocida fase de consejos:

—Más te vale estudiar mucho, que aquí los ganaderos somos muy profesionales y exigimos lo máximo a los veterinarios —profunda calada al puro—. Este es un trabajo muy duro, prepárate para pasar frío en invierno y calor en verano —acomodamiento inguinal—. Esas botas que llevas no valen para nada, cómprate unas con puntera metálica no te vaya a pasar como a Gimeno que le pisó una vaca y...

El cortante filo que desprendían las palabras de Lana dio por finalizado el careo:

—Si tanto te interesan nuestros trabajadores, el mes que viene puedes pagarle la nómina.

Agradecido, dediqué una mirada de complicidad a mi jefa, la cual me correspondió con un gesto amargo a la vez que negaba con la cabeza, dejando claro que no tomara su intervención como un favor. Antes de empezar, Lana, arisca y escueta, me explicó el trabajo que teníamos por delante:

—Tenemos que sanear el rebaño —y dedicó una mirada al extenso mar de lana que cubría por completo el patio exterior del corral y que desembocaba en el congosto que formaba la estrecha manga de manejo de unos doce metros frente a la que nos encontrábamos—. O lo que es lo mismo, tenemos que:

—Desparasitar —y señaló una especie de pistola, unida por una manguera a un bidón con forma de mochila, que contenía el medicamento—. Doce mililitros— añadió.

—Sangrar, ahí tienes tubos, y agujas.

—Y vacunar —y postró con fuerza una pistola *Hauptner* sobre la destartalada mesa plegable donde se encontraban los botes con la vacuna de enterotoxemia.

Sin darme tiempo para interponer alguna duda, concluyó cortante:

—Empiezas desparasitando, y si te da tiempo intenta sacar sangre a alguna oveja, me ha dicho Gimeno que sabías cómo hacerlo.

Mientras digería la información, volví a mirar perplejo la magnitud del rebaño. Ahí había más de mil ovejas, eso nos iba a costar varios días de trabajo. Tenía varias preguntas que hacerle a Lana, pero para cuando quise formularlas la manga estaba llena de ovejas, mi jefa había vacunado la mitad de los animales e Ibrahim me esperaba con su sonrisa mellada al otro lado de la manga sosteniendo la cabeza de la primera oveja. Apresurado, cogí la mochila de desparasitar y con algo de imprecisión —oveja que se mueve, veterinario sin experiencia— fui dosificando los doce mililitros de la mezcla de *closantel* con *oxfendazol* en la boca de las catorce ovejas que componían la primera manga. Satisfecho con mi trabajo, reflejado en una fila de ovejas que movían rítmicamente la mandíbula saboreando el jarabe, aparté sin miramientos los útiles de desparasitar e hice acopio del material necesario para la extracción de sangre. Tenía que ganarme la confianza de Lana y debía hacerlo a base de trabajo. Tubos, agujas, portaagujas y bolígrafo para apuntar el número de cada oveja.

Vamos allá

Pero cuando me volví dispuesto a empezar con el sangrado, entre una nube de polvo, la manga se vació de ovejas, para entre gritos y ladridos volver a llenarse de nuevo a una velocidad vertiginosa. Lana, que en el tiempo que yo había empleado para desparasitar una manga había vacunado y sacado sangre a todos los animales, al ver mi cara de pánfilo me dedicó unas palabras de ánimo:

—Espabila, que quiero cenar en mi casa.

Ataviado de nuevo con los útiles de desparasitar y con la colaboración del siempre sonriente Ibrahim, repetimos la misma operación. Pero en esa ocasión, cuando terminé de desparasitar Lana aún no había sacado sangre a todas las ovejas, lo que me permitió con un titubeante pinchazo, bien señalizado por el dedo índice de Ibrahim, sacar sangre a una oveja de esa manga. Hecho que no pasó desapercibido para Lana que en esta ocasión me dedicó una pequeña mueca, alterando el contorno de sus cejas denotando sorpresa, que quise interpretar como un gesto de aprobación. La sucesión de las mangas fluía en un proceso similar al movimiento de una locomotora, que se engranaba con un constante flujo de ovejas a las que poníamos a punto con una serie de movimientos automatizados: Jeringa en boca, pinchazo subcutáneo y punción en la yugular, para, una vez terminado, abrir la puerta de la manga y dar paso a un nuevo grupo de óvidos. Podía sentir la velocidad de aquel expreso que se impulsaba a gran velocidad sobre los raíles gracias a la pericia en la sala de máquinas de mi compañera, la cual se movía con una soltura espectacular: vacunaba, sangraba, ayudaba a llenar las mangas, y dirigía con mano firme la acción de pastores y de un servidor, que trabajábamos sin descanso intentado estar al nivel que exigía la jefa, que no perdía el control en ningún momento de la situación. Como buen líder, cuando Lana me vio encasquillado con una oveja a la que no conseguía sacar sangre —tres pinchazos errados, uno de ellos en mi dedo índice, con el consiguiente reguero de sangre— se paró para socorrerme:

—Mira, cuando no consigas sacar sangre, dile a Ibrahim que agarre la oveja mirando al frente —y con un gesto firme colocó las manos del pastor de tal manera que el cuello y mandíbula del animal que sostenía formaron un ángulo recto—. Luego con tu mano izquierda presiona con fuerza el cuello del animal, y fíjate lo que ocurre —y señaló con el dedo un abultamiento en la lana que nacía debajo del ángulo de la mandíbula y que bajaba en línea recta por las tablas del cuello—. Ahí es donde tienes que pinchar —y con un sutil movimiento de muñeca introdujo la aguja y al instante el tubo empezó a rebosar sangre—. Anda, ponte una tirita en ese dedo y cámbiate el guante.

El imparable avance de nuestro humeante tren se veía reflejado en el cambio cromático de la explotación. Según nutríamos con el sudor de nuestros brazos la incandescente sala de máquinas, el espeso manto blanco que a nuestra llegada cubría por completo el patio exterior de la nave fue perdiendo consistencia y, como si de nieve en primavera se tratara, provocó que comenzaran a visualizarse en el firme motas amarillentas provenientes de la paja que cubría el matinal suelo oculto. Llegado el medio día, cuando el sol se encontraba en su punto álgido, nuestro tren parecía estar llegando a su destino, el blanco era casi una excepción en el patio y el imprevisible sol de octubre parecía haber derretido la extensa capa de nieve de la que tan solo quedaban dispersos neveros de poca consistencia formados por pequeños grupos de ovejas esparcidas en el ahora protagonista pavimento de paja y barro. Deberían de quedar poco más de doscientas ovejas cuando Octavio Solanilla, del que no había noticias desde el principio del día, hizo su humeante aparición en el andén:

—Buen trabajo, ya nos va quedando menos —dijo tras palmear mi hombro con beneplácito—, una cosa te digo, Daniel ¿Porque te llamabas Daniel, verdad?; en pocos sitios trabajarás tan bien como aquí, con estas instalaciones —y con la impoluta puntera de su bota de goma le dio una tímida patadita al lateral de la manga para mostrar la entereza de la instalación sin la necesidad de correr el riesgo de hacerse daño— y con estos trabajadores que tengo tan bien enseñados, ¡que no veas cómo manejan las ovejas! y eso que cuando los morenos llegaron aquí no sabían ni por dónde se ordeñaban, que allí en su país oveja que ven oveja que mandan directamente a la cazuela ¡Y ahora mírales, están hechos unos expertos gracias a mí!

—Venga—prosiguió ante la falta de interacción— vamos a hacer un descanso que Sonia—dijo en alusión a su santa mujer— nos ha preparado algo de comer.

Aunque el mareante olor a puro que se apoderó del ambiente con la llegada de Octavio amenazaba con desestabilizar la fisiología de cualquier sistema digestivo, por suerte no consiguió menguar nuestro apetito, por lo que la propuesta de Octavio fue tomada con agrado por todos. Comimos con hambre y bebimos con sed. Un hambre que se sació a base de sonoros chasquidos de unas muelas que trituraban pan y longaniza, y una sed que se disuadió con profundos sorbos de un porrón que tembló sobre nuestras ásperas manos, unas manos que a pesar de haber estado enfundadas en el nitrilo de los guantes y de haber pasado por el frío reguero de agua de la pila de la cocina, bien engrasadas en jabón *Lagarto*, no conseguían disimular un profundo olor a oveja. Y aunque el festín se quedó incompleto ya que Lana rehuyó de cualquier bebida alcohólica o café que pudiera alargar la sobremesa, alegando que estábamos allí para trabajar, que para ir al bar ya tenía a sus amigas, al acabar con el copioso almuerzo todos nos sentimos con mejor humor para encarar el tramo final de la jornada. Un viaje en el que los raíles del tren dibujados por mi imaginación fueron eclipsados por otros raíles de otro viaje, este real y tangible, escrito en sangre y con un protagonista que narraba su propia historia mientras sostenía con sus espesas manos color café las cabezas de las ovejas que pasaban por la manga.

La historia de Ibrahim empezó a escribirse con la sangre que brotó del pecho de su padre al ser acribillado a tiros cuando conducía su taxi de vuelta de Banjul, ciudad turística de la costa de Gambia donde se podía hacer buena caja a cuenta de la billetera de los americanos y europeos que se refugiaban en sus poco conocidas playas tropicales. El único delito de aquel padre de familia fue ese, llevar en la cartera un puñado de dólares en un lugar donde el papel verdino vale mucho y la vida de un hombre muy poco. Aquel reguero de pastosa sangre metálica inundó el adobe de los muros de la casa en la que Ibrahim vivía junto a su madre y dos hermanos. Esa sangre, que al verterse a borbotones sobre el desgastado caucho del volante los había desahuciado a él y a su hermano mayor Bakari del poblado en el que vivían a orillas del río Gambia, para equilibrar las desequilibradas cuentas de una familia de clase obrera carente de toda esperanza en uno de los lugares más desesperanzados del planeta.

Bakari e Ibrahim tardaron dos meses en atravesar Senegal y Mauritania en una travesía de más de mil quinientos kilómetros para llegar a Dajla, ciudad costera del Sahara Occidental donde embarcarían en una patera rumbo al archipiélago canario. Pero la tarde previa a embarcar, cuando los dos hermanos se encontraban aireando la ampollas de sus pies ensangrentados en el campamento clandestino que compartían con un centenar de compatriotas, una nube rojiza de polvo proveniente de un convoy militarizado se abrió paso entre la densa calima que empapaba el árido ambiente, helando los descorazonados corazones de aquellos miserables que compartían el sueño de abandonar aquel lugar para no volver jamás. De los tres camiones que formaban la comitiva se bajaron seis militares sin bandera, con un único mensaje, ninguna patera saldría en dirección a Canarias; si querían llegar a España tendrían que subirse al camión y cruzar la frontera por Melilla.

Dos noches más tarde, cuando Ibrahim y Bakari cumplían con las órdenes de asaltar junto con medio millar de desalmados la valla de Melilla, el tintero con el que Ibrahim escribía su historia volvió a llenarse de sangre, de densa y oscura sangre, la sangre que se desprendió del cráneo de su hermano al chocar cruelmente contra el suelo. Aquella oscura noche en la que Ibrahim perdió a su hermano y los dos incisivos inferiores, su suerte comenzó a cambiar, aquella oscura y pastosa noche en la que el cielo se iluminó con la sonrisa Bakari y de otros quince inmigrantes convirtiéndose en una de las noches más tristes de la historia de la frontera, el gobierno de España ordenó conceder la nacionalidad española a todos los inmigrantes que habían conseguido atravesar aquella triste línea que separaba dos mundos completamente opuestos.

Un ferry descomunal y un reluciente autobús con aire acondicionado depositaron los desgastados huesos de Ibrahim en la provincia de Almería donde le esperaba un contrato como temporero. Trabajó en el mar de plástico almeriense durante dos años, en los que aprendió el idioma y conoció a Karima, la hija de un compañero con la que contrajo matrimonio un año después. Una noche mientras veía la televisión con su esposa conoció la existencia de Octavio Solanilla, un joven ganadero que se vendía al otro lado de la pantalla al mando de un lustroso *John Deere* como un emprendedor agrario dispuesto a encontrar el amor. Octavio que enseñaba con orgullo sus tierras y animales, denunciaba a la reportera el problema que tenían en su pueblo con la despoblación y la falta de personal. Ibrahim añorante de la que fuera su juventud pastoreando los animales de su aldea, y Karima, deseosa de despojarse del velo impuesto por su familia dictatorial que llevaba al extremo los principios del islam, decidieron apostar su destino a un viaje con rumbo a la casa de Octavio Solanilla, *El Jefe*, que tras escuchar de los carnosos labios de Ibrahim la misma historia que me estaba narrando, no dudó en darle trabajo en su granja, a cambio de una vivienda y un aceptable sueldo; la generosidad de Octavio,

Ese Octavio al que yo había prejuzgado como un
arrogante cacique con complejo de inferioridad

no acabó ahí, sino que consiguió también que aceptaran a Karima como cuidadora en la residencia de ancianos de Aínsa, y movió cielo y tierra para conseguir traer a España a Musa y a su madre, pero cuando finalmente Octavio logró culminar con el despropósito burocrático la madre de Ibrahim ya había muerto en un accidente de tráfico, porque la historia de Ibrahim se escribía con sangre.

De vuelta en la furgoneta de Lana, mi cuerpo comenzó a acusar las diez horas de incesante trabajo. Una fuerte quemazón recorría mi espalda poco acostumbrada a inclinarse para trabajar con las ovejas, tenía golpes en los brazos y un enrojecido y urticante eccema salpicaba mis pegajosos antebrazos, consecuencia de refrotarse con la áspera lana de las ovejas. En mis manos, poco hechas al trabajo manual, empezaban a florecer ampollas color púrpura, que combinaban a la perfección con el morado ennegrecido de mi varias veces autopuncionado dedo índice.

Estaba reventado

Y no veía el momento en el que llegar a mi casa para revivir mi maltratado cuerpo bajo una vaporosa ducha, seguida de una sedentaria sesión de sofá, maridada con un tazón de leche caliente con cereales.

—Ponte hielo cuando llegues a casa, y ten más cuidado la próxima vez si no quieres coger las fiebres maltas. De todas formas —añadió mi jefa sin modificar el serio semblante— no ha estado mal para ser tu primer día.

Aquel amago de reconocimiento provocó en mí un efecto reponedor mejor que el de cualquier analgésico; a Lana le había gustado cómo había trabajado y eso sin duda ayudaría a mejorar nuestra desdichada relación. Me disponía a agradecerle el cumplido y a darle el mérito de mi actuación a sus pautas y consejos cuando sonó el teléfono, privándome de ambas cosas. Era Gimeno Margallo, que aparte de preguntarnos que qué tal con *El Presentador* requería que acudiéramos a un parto de una yegua en la localidad de San Vicente de Labuerda; él iba a empezar en ese momento una cesárea en Viu de Linás y tardaría mucho en llegar.

—Cojonudo —resopló Lana. Y puso rumbo a San Vicente de Labuerda.

La ducha tendría que esperar

Capítulo VII

El santuario de caballos de San Vicente de Labuerda no era una explotación cualquiera y solo con atravesar la entrada mausoleica, custodiada por dos enormes columnas de un mármol que en su día debió de ser blanco pero que el tortuoso e imparable paso del tiempo había tornado en un gris cenizo, sobre cuyos amplios capiteles reposaban inertes dos figuras de bronce representando el veloz galopar de dos caballos desbocados, uno se daba cuenta de que aquella explotación no era un explotación cualquiera. Orillada al margen derecho de la serpenteante carretera que llevaba desde la localidad de Labuerda hasta la hermanada villa de San Vicente, el Santuario de Caballos era una explotación sin ánimo de lucro que se dedicaba a rescatar caballos de todos los lugares de la comarca que por su edad o por tener algún defecto —cojeras, mal temperamento— los hacía no aptos para el paseo o las labores del campo, dándoles alojamiento y manutención, librándoles de esta manera de un destino cruento trazado por el cuchillo afilado de un anónimo matarife. La explotación, que por sus cuidados acabados en madera de roble recordaba a un rancho americano, se dividía desde la entrada en dos grandes cercados tapizados en una moqueta de hierba que a nuestra llegada vespertina se encontraba coloreada por las acuarelas rosas y moradas del atardecer. En esas praderas, enrojecidas por los últimos rayos del sol, pastaban armónicamente una decena de caballos de tonos tordos y alazanes, que apuraban los tímidos rayos de luz para dar los últimos bocados a la hierba tierna y fresca.

El camino empedrado que discurría entre los dos cercados, bien delimitados por unos robustos tableros de madera, moría en un amplio patio en el que el granito bailaba con roble en una combinación extremadamente bella. Granito y roble danzaban en armonía desde el firme de adoquines hasta los pilares del picadero, sobre el que reposaba el finísimo albero levantado en círculos por el repetitivo trote de los cascos de los équidos. Y se balanceaban con una esbelta soltura en la larguísima cuadra que dibujaba una tangente perfecta con el camino, en la cual los brillantes muros de granito abrazaban los robustos portones de roble, por los que asomaban curiosas las cabezas de los caballos.

Cuando salimos del vestuario, Lana con el estilizado traje de partos, yo, menos previsor, con el mono de trabajo —cuyo olor y restos de fiemo no dejaban dudas de que venía de pelearme con un rebaño de ovejas—, nos encontramos con Richard y, como el Santuario de Caballos de San Vicente de Labuerda no era una explotación cualquiera, Richard tampoco era un ganadero cualquiera. Richard vestía unas impolutas botas de cuero, abrigadas por unos aún más impolutos zahones de color chocolate, que se ceñían a su cintura estrechísima, para amarrar los vuelos de una entallada camisa de cuadros rojos y blancos, que colgaba sin gracia sobre unos hombros carentes de energía. Su figura quedaba ensombrecida por la sombra elíptica que se desprendía de un sombrero de fieltro, matriculado con una brillante estrella plateada de cinco puntas. Haciendo que aquel hombrecillo de cabello dorado, bigotillo despuntado y nariz respingona, coloreada en rojo en su punta, pareciese un híbrido entre un marqués de la dehesa extremeña y un cowboy de Texas. Richard, con un marcado acento británico que amplió a tres las posibles nacionalidades, nos puso al tanto de nuestro paciente:

Bell, yegua de catorce años, llevaba diez en el santuario desde que sufriera un accidente y perdiera un ojo. Se había puesto de parto aquella mañana, pero pasadas varias horas por su vulva no asomaba rastro alguno del potrillo, y la yegua exhausta había cesado en sus esfuerzos por dar a luz. Visiblemente compungido, Richard, quien retenía entre sus párpados una cortina acuosa que difuminaba el azul de su iris, nos suplicó:

—Por favor hagan todo posible por Bell, ser yegua muy especial, primera en llegar aquí conmigo al Santuario, yo quererla muy mucho. No querer que muera. Bell no. Por favor, por favor.

Seguimos a Richard en la penumbra de la noche precoz hasta la parte trasera de las cuadras. Bamboleando la cabeza en un gesto de negación nos dio a entender que no era necesario encender el frontal que llevábamos amarrado a nuestra frente, porque el santuario de caballos no era una explotación cualquiera, y cuando Richard pulsó el interruptor que albergaba el cuadro de luces bien mimetizado con el muro de piedra, el entramado de focos que discurría sobre el patio y aledaños de la finca hizo que de pronto la noche diera paso a un día artificial cálido y amarillento, permitiéndome ver con total nitidez, postrada en el albero dorado de un impoluto picadero, a Bell, la bestia más hermosa que había visto jamás.

Haciendo honor a sus genes barock pinto, en su pelaje combinaban en perfecta armonía el blanco más limpio con el negro más opaco, delimitando así las líneas de un cuerpo robusto que brillaba al contacto con la luz de los focos. El negro zaíno de su cabeza solo permitía ser mancillado por un diminuto lucero, que brillaba blanco como la nieve sobre dos ojos negrísimos que al mirarlos te sumergían en la opacidad de un denso pozo místico y sobrenatural, que le hacía a uno cuestionarse si aquella bestia era real o se trataba de una mágica quimera rescatada de un cuento infantil. Su cara era bella, dolorosamente bella, pues la simetría perfecta de su contorno quedaba interrumpida por una cruenta cicatriz rosácea que atravesaba sin compasión el inexistente ojo derecho del animal. Blanco y negro. Bell, aquella quimera, parecía ser el propio origen de esos antagónicos colores, el blanco y el negro, el negro y el blanco que se mecían en sus ondeantes crines alborotadas con delicadeza por el viento del ocaso, haciendo de aquella bestia el animal más bello que hubiera visto jamás.

Cuando se percató de nuestra presencia, Bell se incorporó exhibiendo su corpulencia mastodóntica sobre el firme de arena, mostrando su imponente cuerpo con una alzada que rondaría el metro setenta y unas extremidades larguísimas y esbeltas, aplomadas en unos cascos gigantescos que no dudó en utilizar para patear el albero, levantando un polvorín de tierra y polvo acompañado con un fortísimo relinchar con el que avisaba a los que íbamos vestidos de verde de que no éramos bienvenidos. Lana y yo nos paramos en seco ante tal demostración de fuerza, y solo Richard continuó caminando hacia el animal entre aquella nube de polvo dorado. Una caricia en el cuello y un susurro enigmático bastaron para apaciguar a la bestia, que mansa como un cordero siguió la diminuta sombra que desprendían Richard y su sombrero hasta introducirse en un lustroso potro de manejo que partía de una de las puertas del picadero.

Recluida en aquel potro de manejo diseñado para caballos de medidas convencionales aquella bestia parecía aún más grande. Su cabeza robusta apenas entraba en el mueco de salida y su negrísimo dorso sobresalía con holgura de las barras longitudinales de la manga, dibujando una pregunta muda en la oscura noche:

¿Cómo cojones íbamos a sacar un potro de semejante animal?

Lana tomó la iniciativa y le pidió a Richard que le trajera una banqueta para poder ponerse a la altura de la yegua. Elevada sobre las tres patas de madera del taburete colocado en su retaguardia, comenzó una sucesión de movimientos dentro de la vagina del équido —lubricante, una mano dentro, dos manos, más lubricante, mano con una lazada metálica, mano con una lazada y un gancho— con la intención de exteriorizar las extremidades ocultas del neonato. Era angustioso ver cómo mi compañera se retorcía sobre el taburete con la cara en ebullición y la vena de su frente al borde de la implosión sin conseguir ningún avance significativo. Iba a ofertarle un relevo cuando mi compañera se desgarró en un grito que parecía preceder a un desenlace satisfactorio de la operación, un grito que quedó reducido a un susurro por un relincho atronador que la bestia acompañó con una violenta coz que se estampó contra la puerta de seguridad de la manga.

¡Pum!

El brutal impacto del casco contra el metal hizo vibrar las paredes de la manga en un seísmo que se prolongó a través del suelo, y que volcó el taburete sobre el que se sostenía mi compañera. Por suerte Lana logró sacar el brazo de la vulva del animal antes de caer de espaldas contra el empedrado, librando a su húmero de quedar triturado en las entrañas de la bestia.

—¡Mierda, mierda y mierda! ¡Joder! Consigo tocarle la cabeza, pero no logro sacarle las patas— gritó desde el suelo, con el rostro rociado en sudor y el cabello alborotado.

—Si quieres lo puedo intentar— me apresuré a decir, sorprendiéndome de ser capaz de ofertarme para aquella labor.

—Sí, por favor, Daniel, prueba tú. Debes intentar coger uno de los cascos del potro, si sigues la cabeza se encuentran pegados al pecho mirando hacia el ombligo; creo que a mí no me llega la mano para alcanzarlos.

Como no llevaba traje de partos, me quité la parte superior del mono y la camisa interior dejando mi torso al descubierto. Lavé mis manos y me atavié con un largo guante de prospección que anudé a mi cuello. Desinfecté y lubriqué el guante para introducir con la mayor delicadeza posible la mano izquierda por la vulva del animal.

¡Pum!

La coz resonó en todo el santuario, pero esta vez no había silla que derribar y el portón aguantó con entereza el golpe. Sin embargo, la bestia no cesó en su intento de alejarme de su retaguardia. Relinchó con fuerza y comenzó a moverse con la cabeza atrapada por el cepo hacia delante y hacia atrás golpeando con vigor sus gigantescos cascos que restallaban al contactar sus metálicas herraduras con el suelo empedrado. Aquello parecía la guerra, aparte de emitir destellos cada vez que las herraduras impactaban contra el suelo un sonido hueco y seco retumbaba como una detonación. Explosiones y fogonazos. La manga empezó a vibrar, sus pilares se esforzaban por mantenerse anclados sobre el suelo con unos tornillos que chirriaban exhaustos, mientras que de los ollares de la bestia comenzó a salir un fortísimo torbellino de viento que amenazaba con hacernos volar a todos por los aires. Entonces Richard entró en acción. Pausado y dengoso, se acercó a la cabecera del mueco rebosando tranquilidad, hasta situarse enfrente de la huracanada cabeza de la bestia, una cabeza que no paraba de agitarse encolerizada mientras escupía saliva por los belfos con el ojo inyectado en sangre y los ollares esputando toda su ira. Sin apenas inmutarse, Richard se quitó el sombrero, y su pelo lacio comenzó a disiparse como paja alborozada por el ciclón que tenía enfrente. Pero el cowboy no se amedrentó, abrió la boca y de sus labios salieron unas sílabas suaves e inteligibles, que se me mecieron con delicadeza sobre los oídos de esa bestia. Lo que provocó que el huracán comenzara a difuminarse en una molesta ventolera, con una bestia que seguía moviéndose y relinchando, pero con menor intensidad. Fue entonces cuando Richard alargó su mano para acariciar con sus dedos famélicos la quijada de la yegua para convertir esa ventolera en una agradable brisa veraniega.

—Ahora yo creer que tu poder intentar, Daniel.

Repetí el intento de prospección con la mayor de las delicadezas, evitando abrir el más mínimo resquicio de esa Caja de Pandora con crines. Remilgado, sutil, prudente. Un susurro de Richard. La bestia ni se inmutó.

El huracán había terminado

Introduje la mano entre los labios de la vulva, atravesé la vagina hasta comprobar que el cuello del útero estaba perfectamente dilatado, y justo después me encontré con la cabeza del pequeño potro que esperaba ansiosa a salir de aquella prisión en la que se había convertido el vientre de su madre. Siguiendo las instrucciones de Lana, recorrí la cabeza, cuello y pecho del neonato hasta que me topé con un cruce de huesos, en un anatómico cambio de sentido; no había dudas, estaba tocando el codo izquierdo, ya sólo tenía que recorrer la extremidad hasta llegar al casco, al jodido casco que tenía que salir por la vulva antes que la cabeza. Conseguí recorrer la extremidad izquierda entre una presión brutal hasta la altura de la caña —ese largo hueso que se encontraba antes de la articulación del menudillo que conectaba la cuartilla con el ansiado casco—. Pero ahí, cuando mis dedos se abrían deseosos para entrar en contacto con el menudillo, mi hombro hizo tope con las nalgas de la yegua. De ahí no pasaba, no podía llegar más lejos, así que desde esa posición intenté llevarme hacia afuera la extremidad del potro, pero no tenía fuerza ni espacio para maniobrar, el brazo me ardía aprisionado en aquella prensa de carne y huesos. Lo intenté de nuevo, esta vez la yegua hizo un esfuerzo por ayudarme con una grotesca contracción que aprisionó aún más mi aprisionado brazo y soltó su esfínter abonando mi torso descubierto con un cálido excremento. De aquel intento solo salió mierda y un aprendizaje:

No volvería a olvidarme el traje de partos en casa

Saqué mi brazo cianótico de las entrañas de la bestia para que se oxigenara y repetí la operación, pero esta vez centrándome en la mano derecha del potro. Nada. Mi hombro seguía haciendo tope con la bestia y por mucho que tirase no lograba sacar la extremidad. Lana me sucedió, y yo la volví a suceder a ella. Nuestras fuerzas se apagaban al igual que las de la bestia, que empezaba a bambolearse exhausta. Nada. Abatida, Lana empezó a tantear una opción que ninguno de los dos queríamos tantear. Una opción gris y oscura, una opción con la que el animal dejaría de sufrir a cambio de atormentar con un nubarrón gris y oscuro la conciencia de quien debía de elegir esa opción.

—Hacer una cesárea a una yegua en condiciones de campo es inviable, y no sé si aguantará el traslado hasta el hospital de la Universidad de Zaragoza para que se la hagan allí...

Las lágrimas hasta entonces apresadas en los párpados de Richard empezaron a manar por su rostro convirtiéndolo en un pantano, señal inequívoca de que había captado a la primera el pronóstico emitido por Lana.

—¿No poder intentar una vez última?

Me encontraba con el torso desnudo rebozado en sudor, heces y líquido amniótico, me dolía la espalda de revolcarme con las ovejas, el dedo que me había pinchado me ardía en un escozor que parecía preceder a la implosión de la falange, y mi brazo izquierdo seguía acalambrado de tanto hurgar en las entrañas de la yegua. Me temblaban las piernas. Eché la vista atrás, la dilatada jornada había empezado a las cuatro de la mañana y desde entonces no había dado tregua a mi maltratado cuerpo: Parto con Gimeno, el estrepitoso recibimiento de Lana, las ovejas de Octavio y ahora *La Bestia*. Estaba exhausto, pero no podía rendirme, no, no podía decirle que no a aquel hombre abatido que se desvivía por sus caballos, no podía decirle que no a Lana que parecía igual de destrozada que yo ahora que parecía haber cambiado su trato hacia mí, y no, no podía decirle que no a aquella majestuosa bestia.

Venga, Daniel, vamos allá

Repetí la operación con mi torturado brazo izquierdo hasta el punto en el que mi hombro hacía tope con las nalgas del animal; cuando mi mano estaba muy cerca del casco del potro, ahí en ese punto en el que no podía avanzar más, agarré el hueso con fuerza.

Venga, Daniel, vamos allá: ¡Una, dos y tres!

A mi grito de rabia se unió el aterrador relinchar de la yegua en un esfuerzo conjunto de hombre y bestia por intentar sacar aquel ser de sus entrañas. Lana y Richard me miraron asombrados pensando que habíamos conseguido nuestro objetivo, pero nuestro esfuerzo fue en vano y una vez más saqué mi brazo en solitario del interior del animal.

—¡Joder, no soy capaz! ¡no valgo para esto, lo siento, joder, lo siento! —estaba abatido, derrotado y exhausto. Un líquido acuoso y espeso comenzó a fluir por mis mejillas, no era sudor, eran lágrimas.

—Daniel, ¿Hasta qué parte de la mano del animal llegas exactamente? —la pregunta de Lana trataba de soltarme un salvavidas al que agarrarme, Lana me quería en su equipo y no iba a dejarme marchar tan fácilmente.

—Hasta la altura del menudillo —hice una pausa para absorber un mejunje de babas, mocos y lágrimas que no me dejaba respirar—, pero no tengo espacio como para volver el casco hasta mí.

—Hagamos una cosa; a mí la mano me llega solo hasta la parte media de la caña— y señaló su brazo y el mío como para justificar que se trataba de una cuestión meramente anatómica—. Así que vamos a intentar lo siguiente, tú vas a introducir el brazo y cuando tengas cogido el menudillo yo voy a empujar la cabeza del potro hacia atrás, tal vez de esta manera se cree algo más de espacio que te permita traerte hacia ti el casco. Asentí sin ninguna convicción. Si con un brazo ya me costaba moverme dentro del animal no entendía cómo íbamos a tener más espacio si metíamos dos brazos. Aun así, introduje de nuevo mi brazo izquierdo y de memoria recorrí toda la anatomía cráneo distal del potro hasta encontrarme con el menudillo del neonato. Llegado a ese punto le hice una señal a Lana, la cual se subió al taburete y empezó a introducir su brazo derecho por la vulva de la yegua. Según iba avanzando la presión que soportaba mi brazo empezó a incrementar, las piernas me temblaban y mi cuerpo rebosaba un sudor que se teñía de marrón al contacto con el fiemo, para descender por mi cuerpo como chorretones de fango. Lana no debía estar pasándolo mejor, puesto que su respiración entrecortada denotaba extenuación y podía notar cómo su espalda temblaba al contacto con la mía.

—¡Ahora voy a intentar impulsar la cabeza y cuerpo del potro hacia atrás! ¡Cuando lo haga, tú intenta traerte el casco hacia a fuera! ¿Entendido?

—¡¡Sí!! Pero date prisa que el brazo me va a reventar.

A la orden de Lana, repetimos con ímpetu nuestro esfuerzo antagónico: Lana empujaba hacia dentro y yo tiraba hacia fuera.

Cerré los ojos y apreté los dientes en un último esfuerzo que parecía inútil, mi espalda empapada resbalaba con el plastificado dorso de mi compañera. La tensión que soportaban nuestros cuerpos amenazaba con rompernos el espinazo en mil pedazos. No podía más.

Clac

Ese fue el sonido del casco cuando se volvió hacia a mí. No podía creerlo y empecé a reír y mi risa se embadurnó con el llanto en un balbuceo ininteligible que Lana captó a la primera. Sin mostrar ningún signo de euforia, me pidió muy seria que por favor no soltara el casco del potro. Ella sacó el brazo del animal y cogió una cuerda; con una agilidad pasmosa enrolló la cuerda sobre sí misma para formar una lazada con la que amarró el casco del potro, impidiendo así que volviera a perderse en el útero de la yegua. Para exteriorizar el casco derecho del animal, repetimos la operación. Yo sujetaba el menudillo y Lana empujaba la cabeza, aunque en esta ocasión el esfuerzo que tuvimos que realizar fue mucho menor. Con los dos cascos exteriorizados y amarrados fuertemente con las lazadas, tan solo tuvimos que estirar de las cuerdas para liberar al potrillo. Un potrillo negro como la noche en la que nos encontrábamos, un potrillo con las crines blancas que brillaban al contacto con la luna, un potrillo precioso que jamás llegaría a convertirse en una gran bestia como su madre por haber llegado a este mundo sin vida.

Cuando soltamos a Bell de la manga, la yegua buscó con ferviente ímpetu a su cría, y al verla inerte en el suelo, se puso a olisquearla en un vano intento de devolverla a la vida con el cálido aire exhalado de sus ollares. Al igual que la cicatriz que marcaba su rostro, la escena resultaba desgarradoramente bella. Richard lloraba sin tapujos, a la vez que se deshacía en elogios sobre nosotros por haber salvado a Bell. Yo contemplaba la escena de rodillas en el suelo, completamente derrotado; a mi lado Lana miraba la escena perpleja mientras una acuosa crisálida de luz recorría su mejilla dejando una incandescente estela plateada a su paso.

Capítulo VIII

Mi relación con Lana cambió por completo a raíz de la intervención en el Santuario de Caballos. Finalizar la jornada al amparo de dos o tres, nunca cuatro, pero alguna vez sí cinco botellines color ámbar se convirtió en una agradable rutina con la que comencé a sentirme cada vez más integrado en el valle. Gimeno alguna vez nos acompañaba, pero su excesiva carga de trabajo solía desviarle de la húmeda barra del bar de Clara. Lana me presentó a sus amigas, y aunque el salto generacional era evidente le agradecí el gesto de poder integrarme en uno de los rincones más deshabitados del país.

—Tienes que hacer amigos, Daniel, conocer gente de tu edad. Si no, este valle acabará consumiéndote como hace con la gente de fuera.

—Si es que no tengo tiempo, Lana, entre el trabajo y estudiar todo lo que estoy aprendiendo con vosotros los días no me dan para más.

—Siempre hay tiempo, Daniel —y dirigió un gesto de presentación a los cuatro cascos que brillaban vacíos sobre la mesa en la que nos encontrábamos—. Tú me dijiste una vez que jugabas al fútbol en la universidad ¿verdad? Apúntate al equipo de fútbol de la comarca, aquí todos los chavales de tu edad juegan al fútbol.

Te vendrá bien, hazme caso. Y puede que así hasta te eches alguna novieta, a las mujeres siempre nos hacen gracia los jugadores, y los que meten goles, más.

De esa forma me apunté al equipo de fútbol de la comarca y aunque la temporada ya había comenzado Gimeno Margallo, que para la diplomacia era un virtuoso malabarista, movió sus hilos para conseguir que me inscribieran en la competición. Y aunque jugaba de defensa y no metía goles —razón a la que le atribuí el hecho de que no consiguiera echarme ninguna novia—, el fútbol me permitió conocer a los jóvenes de mi quinta y empezar a desarrollar un cálido sentimiento de pertenencia en ese rincón recóndito del Pirineo.

A finales de enero me sentía bien, muy bien, excesivamente bien. En poco más de tres meses en el gabinete había avanzado una barbaridad en mis conocimientos como veterinario, hacía visitas por mi cuenta con bastante soltura y la relación con mis compañeros era excelente. Y aunque de vez en cuando me llevaba alguna reprimenda por parte de Gimeno y mi buena relación con Lana le había otorgado a mi compañera la confianza de pedirme algún fin de semana suelto que cuidara de sus animales, lo que suponía tener que ocuparme de aquel gato con un nombre tan oportuno como *Pesadilla*, que me enseñaba los colmillos rencoroso cada vez que me veía, me sentía bien, muy bien, excesivamente bien. Lo que no imaginaba aquella tarde de enero, en la que me sentía tan bien, era que todo ese mundo que había construido con tanto trabajo fuera tan débil como una pompa de cristal. Aquella tarde de enero me encontraba en el laboratorio del gabinete realizando un análisis coprológico de unas muestras de heces recogidas en un cebadero de corderos, cuando apareció por allí contoneando el pecho como un pavo real Eladio Villacampa, ganadero de la localidad de Ligüerre al que tres días atrás había estado visitando para realizar un diagnóstico de gestación a sus vacas y colocar unos dispositivos hormonales a aquellos animales que no estaban gestantes. Eladio saludó elevando la voz por encima de las posibilidades de recepción acústica del pequeño laboratorio.

—Buenas tardes, ¿Están por aquí Gimeno o Lana?

Gimeno se encontraba en su despacho de la mansarda, y nos había pedido fervientemente que no le molestaran, ya que se estaba preparando un examen de francés que tenía la próxima semana. Por lo que sólo le advertí de la presencia de mi compañera, que recalaba pasando consulta en el cuarto de enfrente.

—Muy bien, esperaré a que acabe —proclamó hacia un público inexistente evitando en todo momento mirarme directamente.

Algo no iba bien

—¿Va todo bien, Eladio?

Como una aguja que se perfila a contactar con un globo rebosante de agua, mi inocente pregunta hizo que Eladio volcara sobre mí toda la ira que llevaba retenida en su pecho.

—¡Cómo va a ir todo bien, si dos de las vacas a las que tratamos para que salieran en celo han abortado!

La acusación me arrolló como una ola cruenta que me hizo chocar contra el suelo entre garabatos de espuma y restos de algas. Menuda cagada, ya me había dicho Gimeno que no tratara con *prostaglandina*s a ninguna vaca gestante, que abortaría, que, si tenía dudas con alguna, era mejor volver a revisarla en unos días que hacer un mal diagnóstico. Y encima a las vacas de Eladio, uno de los ganaderos con más peso en la comarca, cuatrocientas vacas y mil quinientas ovejas. Qué imbécil era.

—No sé si lo sabes, pero me cuesta mucho mantener a mis animales para que llegues tú desde la capital y tires todo el trabajo de un año por la borda —prosiguió cada vez más encendido, con el pecho inflándose más y más provocando que la presión que soportaban los botones de la camisa, sobre los que se escapaba un frondoso bosque de vello, fuera en aumento.

—Eh yo... lo siento, Eladio, no sé cómo ha podido ocurrir— dije en un intento de salir a flote.

Pero las olas se siguieron sucediendo, bamboleando mi cuerpo sin compasión.

—Lo siento, lo siento... ¡Los cojones lo vas a sentir tú! Voy a hablar ahora mismo con Lana porque ¡te quiero fuera del gabinete!

Aquel comentario terminó de hundirme por completo, sentí cómo mi cuerpo inerte comenzaba a sumergirse en la profundidad de un océano de tinieblas y oscuridad. Era el fin. Ni cuatro meses había durado en el trabajo de mis sueños, todos los esfuerzos que había hecho hasta llegar hasta allí: Los estudios universitarios, las prácticas sin remunerar como becario, la lectura de libros y revistas, las horas viendo documentales, el hacer las maletas para dejar toda una vida, mi vida, a seiscientos kilómetros de distancia, el llegar a un nuevo mundo, el abrirme a su gente, el luchar por ser el mejor veterinario posible, el empezar a echar raíces en un rincón donde la tierra era áspera y gélida, abonando esa tierra a base de esfuerzos para empezar a crear un rincón ubérrimo y fértil. Todo, se hundía conmigo, todo no valía para nada.

Estoy seguro de que iba a empezar a llorar cuando Lana, ataviada con un pijama quirúrgico azul turquesa, apareció para reflotarme.

—Pero bueno, qué son estos gritos; por si no lo sabéis, estoy pasando consulta.

—Pues lo que pasa —contestó un Eladio al que la presencia de Lana le hizo bajar dos puntos el tono de voz y volver a dirigir la vista un público inexistente—, es que el nuevo me ha hecho abortar dos vacas—y para reforzar su mensaje elevó el dedo índice y el corazón al cielo del laboratorio— ¡Y le quiero fuera del gabinete! —Concluyó en un derroche de ira, mirándome a los ojos y valiéndose esta vez tan solo de su gigantesco dedo índice para señalarme acusador.

—Vamos a ver —replicó Lana—. Aquí no vamos a echar a nadie... ¿Cuándo hicisteis esos diagnósticos de gestación?

—No hace ni cuatro días, este me dijo que estaban vacías así que las pinchamos para que salieran en celo ¡Y han abortado!

Lana se tomó un instante para reflexionar, finalmente preguntó: — ¿Sabemos cuánto tiempo llevaban preñadas esas vacas?

—Por lo menos cinco meses; Eladio me dijo que las recogió en agosto del monte y que desde entonces no habían estado con los toros —contesté en un susurro asumiendo mi culpa.

Las gestaciones tempranas de menos de dos meses eran difíciles de diagnosticar para alguien inexperto como yo, pero fallar en gestaciones de más de tres meses... era una cagada y de las gordas. No tenía excusa. Merecía irme a la calle.

—Eso, eso, de más de cinco meses —repitió Eladio dándome por primeara vez la razón— ¿Tú sabes el dinero que me supone eso a mí?

—Eso es mucho tiempo... —Lana cerró los ojos y frunció el ceño dibujando un mohín de incredulidad en su rostro, con el que denotaba que no daba crédito a mi error superlativo, pero no había otra explicación, Eladio me había avisado de que las vacas podían estar preñadas de como mínimo cinco meses y las había diagnosticado como no gestantes, era un error de bulto que sin duda requería de un despido. Pero Lana no estaba dispuesta a darle la razón tan rápido al ganadero: — ¿No tendrás entonces una foto de los fetos abortados?

—¿Foto? Para que voy a hacer una foto de una vaca abortada, les colgaba la bolsa de la vulva ¡sé cuándo aborta una vaca, Lana!

—Ya, ya, pero entonces ¿habrás tenido que recoger los fetos del suelo y los habrás tirado al contenedor, no?

—¡No había ningún feto, solo les colgaba la bolsa! ¡La bolsa! —contestó Eladio a la defensiva, cada vez más enojado.

Entonces fue Lana la que subió el tono de voz, al tiempo que una protuberancia palpitante comenzaba a dibujarse en su frente.

—Me estás diciendo, Eladio, que te han abortado unas vacas de más de cinco meses ¿y no había ningún feto? —la pregunta dejó en la sala un silencio que cambió tanto mi cara como la de Eladio y le sirvió a Lana para elevar aún más el volumen de su argumentario— ¿Tú te crees que yo soy tonta? Te voy a decir lo que ha pasado aquí. A ti esas vacas te vinieron vacías del monte, y luego, sabe Dios cómo, hace cosa de un mes se te han juntado con los toros, y te las han preñado. Y tú que no te enteras le has dicho a Daniel que las vacas estaban preñadas de cinco meses y por eso falló en el diagnóstico, porque no es lo mismo distinguir una gestación de más de cuatro meses que una de poco más de uno. Si las vacas estuvieran de cuatro o cinco meses los fetos tendrían casi el tamaño de un gato ¡Así que hasta un zoquete como tú podría haberlo visto!

—¡Me da igual, las vacas estaban preñadas! —dijo un Eladio que no se amedrentó ante el ataque de Lana y contraatacó con fuerza— ¡Si no le vais a echar quiero que me pague una indemnización!

Aquel comentario acabó por desbocar Lana. La vena de su frente empezó a insuflarse sin control.

—¿Que te pague una indemnización? ¡La indemnización nos la vas a pagar tú a nosotros, que cada vez que vamos a trabajar allí nos jugamos el tipo con la mierda de instalaciones que tienes! ¡Que más te valdría invertir más en tú explotación y menos en cambiarte el coche cada año! ¡Que sea la última vez que vienes aquí exigiendo que eche a Daniel, porque, aunque el fallo sea suyo, prefiero que te vayas tú del gabinete a que deje de trabajar con nosotros!

Los gritos acabaron por apartar del estudio a Gimeno, que entró en el laboratorio con un cuaderno de gramática francesa en la mano, completamente anonadado:

—¿Se puede saber qué está pasando aquí?

—¡Pues que acabas de perder un cliente! —contestó un iracundo Eladio, quien con la frente desmesuradamente alta y el pecho desorbitadamente pronunciado abandonó la sala.

La marcha de Eladio dejó tras de sí un incómodo silencio en el laboratorio. Gimeno, tras la ausencia de explicaciones por nuestra parte, abandonó la habitación con cara de incredulidad y salió a la búsqueda de Eladio tras un:

—Ya me explicaréis luego.

Cuando me quedé a solas con Lana ese incómodo silencio seguía impregnando el laboratorio. Lana me había defendido, pero igual Gimeno no pensaba como mi compañera y la fuerza que tenía Eladio le hacía decantarse por mi despido. Pero Lana, joder, cómo me había defendido, eso sí que era una compañera, que digo una compañera, una amiga, y tenía que agradecérselo, e iba a agradecérselo cuando una tímida voz surgió a nuestra espalda frustrando mis intenciones.

—Disculpe, señorita Lana, pero ¿cuándo va a poder terminar de vacunar a Don Kudú?

La pregunta provenía de Doña Olivia de Boltaña, elegante octogenaria de aspecto cuidado y recatados modales, quien, con cara de asombro tras la actuación presenciada en el anonimato, esperaba, con su gato Don Kudú en el regazo, en la puerta de la consulta.

—¡La virgen! me la había olvidado en la consulta, menos mal que está medio sorda —me susurró sonriente al pasar por mi lado en dirección al consultorio.

—No se preocupe, Doña Olivia, ¡ahora mismo estoy con Don Kudú!

Esa misma tarde Gimeno Margallo nos reunió a Lana y a mí en su despacho para tratar el incidente con Eladio. El despacho de Gimeno, homólogo al de Lana en la mansarda del edificio, llamaba la atención por el contraste decorativo dentro del mismo;

mientras que la vertiente derecha de la habitación hacia la que iba dirigida la caída del tejado, y donde se encontraban dos claraboyas translucidas por la suciedad, estaba recorrida de extremo a extremo por una sucesión de estanterías de diversos tamaños y colores sin gusto ni rigor, entre las que se amontonaban en una conexión caótica libros, archivadores, y demás papelería, la vertiente izquierda, destacaba, por el contrario, por la sobriedad y el gusto que le conferían una hermosa lámina fotográfica en blanco y negro de la plaza mayor de Boltaña y una elegante lámpara de diseño con forma de foco. En el centro de la sala, ejerciendo de juez entre ambos ambientes, se erguía una imponente mesa de caoba que en esta ocasión dictaminaba a favor del caos y el desorden. Tazas, vasos, papeles, revistas, libros y más papeles se esparcían sin ningún criterio sobre el tablero. Sentado tras la mesa nos esperaba Gimeno Margallo, cuyo humor habitual, para mi sorpresa, no había sufrido modificación alguna:

—¡Buenas noticias! Tras razonar con Eladio, he conseguido que no deje el gabinete, le he pedido disculpas de parte de los tres— e hizo un gesto con la mano hacia Lana, anticipando la inminente réplica de su socia—. No podemos permitirnos ir perdiendo clientes, y menos de este tamaño, así que cuando os encontréis en estas tesituras os pido que tengáis paciencia— prosiguió sentado al otro lado del deslavazado escritorio ,mientras intentaba dar algo de sentido a la entrópica mesa donde libros de francés competían por hacerse un hueco en el espacio saturado con revistas científicas, un vademécum, diversas tazas de café y hasta un trofeo con forma de pelota de baloncesto. Tras una pausa para comprobar el ensalzado estado de su tupé, Gimeno continuó exponiéndonos el plan a seguir:

—Durante las próximas semanas, si Eladio necesita de nuestros servicios iré yo a visitarle hasta que se calme un poco. Daniel, tú si puedes me acompañarás siempre que tenga que ir a hacer diagnósticos de gestación, que tenemos que mejorar ese tacto, pero quiero que en unas semanas sigamos yendo a visitar todos a Eladio ya que somos un equipo y no podemos ir vetando clientes.

—Y bueno, no todo van a ser reprimendas, los dos sabéis que día es mañana ¿verdad?

Lana que ya sabía de qué iba el tema contestó aburrida.

—Sí, Gimeno, veinticinco de enero, Gimeno.

—¿Y qué tiene de especial el veinticinco de enero? — volvió a preguntar con énfasis a pesar de la falta de entusiasmo mostrada por Lana.

Lo mismo que todos los años por estas fechas, Gimeno, que son las hogueras de Boltaña —contestó Lana sin disimular un bostezo.

—¡Exacto! ¡Veinticinco de enero, el día grande de Boltaña! Y para celebrarlo, mañana no abriremos por la tarde, así que, si no os parece mal, mañana nos veremos a las cinco de la tarde en la plaza mayor de Boltaña, ¡a la primera ronda invito yo! Y ahora si me disculpáis tengo que *etudier le français.*

Capítulo IX

Como era habitual, Gimeno Margallo se levantó a las siete de la mañana. Rebosante de humor y optimismo acudió a la cocina con el pelo alborotado y un conjuntado pijama de felpa abrigado por un albornoz a cuadros. Mientras esperaba que la tostadora bronceara las pálidas rebanadas que había segado con una precisión milimétrica con el cuchillo de sierra, fijó la vista en el almanaque que ejercía como único representante decorativo sobre los floridos azulejos de la pared para confirmar la evidencia que ya tenía más que confirmada, aquella evidencia tan simple como un número perdido en el calendario y que había impulsado su excelsísimo estado de ánimo. Dos números: dos y cinco. Un mes: enero. Veinticinco de enero, el día grande de su villa, ¡el día de San Pablo! Y este no sería un San Pablo más, no, no. Este San Pablo sería único, especial. Si todo marchaba por el camino que había empedrado con esmero durante semanas, este sería el mejor San Pablo de su vida. Aquel veinticinco de enero supondría un escalón con el que propulsarse hacia un objetivo mucho más ambicioso que cambiaría para siempre el devenir de su hasta ahora deslavazado futuro.

—Sí, sí, sí

Se dijo mientras esperaba que las rebanadas saltaran por los aires para volver a caer sobre las garras de la tostadora, hoy sería *su día*. Por ello, al salir de la ducha empleó más tiempo del habitual frente al espejo. El tupé ahíto de laca, la cara inundada en crema hidratante y los dientes relucientes después de reflotarlos con el cepillo hasta el punto de que sus encías empezaron a sangrar y tuvo que repetir la operación agudizando la sutileza de sus movimientos, para, esta vez sí, practicar frente al espejo esa sonrisa que tenía reservada para las grandes ocasiones y tan buenos resultados le propiciaba.

El primer café solo de la mañana se lo tomó en el bar Sobrarbense y allí compartió impresiones con los parroquianos de siempre —A esta vaca mía le pasa tal, a la otra mía pascual, yo tengo un ternero que pin, yo tengo un toro que pan...— Pero no era un día cualquiera, y tenía muchas cosas por delante, así que con la mayor de las elegancias despachó con cuatro monosílabos todas las consultas de la barra y, tras invitar a la ronda de cafés,

—¡Que no todos los días es San Pablo!

abandonó el bar en dirección a su explotación.

Porque aparte de veterinario Gimeno Margallo tenía una pequeña explotación de vacas pirenaicas. Su padre había sido ganadero al igual que lo fue su padre, y él se había criado entre varas y cencerros, teniendo muy claro desde que se calzó sus primeras botas de goma, esas botas amarillas que cuando tenía tres años le llegaban por las rodillas, qué quería hacer con su vida:

—Ser veterinario para ayudar a mi padre con los animales.

Y su sueño se cumplió, vaya si se cumplió. Aquella primavera se cumplirían quince años de su graduación en Veterinaria, y en marzo se consagraría una década desde que fundara el gabinete junto con su amiga Lana Coronas para dar servicio a una comarca hasta la fecha desatendida en el ámbito de la buiatría. Su experiencia práctica como ganadero, así como su don de gentes y amplio conocimiento del ganado, combinaban en una sinergia que rozaba la perfección con la empatía, carácter y dominio de Lana por los animales de compañía. Formando juntos una dupla que para muchos —aunque a Gimeno poco le importara— era considerada como el mejor servicio veterinario de todo el Pirineo.

Aviar el ganado era una faena a la que Gimeno solía destinar la primera hora del día: Paciente y sosegado, cada mañana revisaba el estado de todos los animales — ¡mira! a esta vaca le queda poco para parir, ¡vaya! esta ternera parece que no ha tetado, ¡por fin! parece que las novillas pronto saldrán en celo—. Comprobaba el estado de comederos y bebederos. Y administraba cuidadosamente la ración de pienso y forraje a los distintos lotes de animales. Pero aquella mañana tibia del mes de enero tan solo invirtió escasos diez minutos, el tiempo que tardó en desfilar por el pasillo central de la nave para comprobar de un vistazo el estado de los animales y arrimar horquillo en mano una paca de hierba a las comederas. No podía perder mucho tiempo, era el día de San Pablo, el día de su villa, el día en que todos los vecinos de Boltaña se reunían frente a las hogueras humeantes para brindar y festejar, un día para celebrar con los amigos de siempre y acoger a los vecinos de otras villas, algunas cercanas, otras lejanas como la hermanada villa de Saint Lary, municipio francés del que cada año partía una comitiva de vecinos para ejemplificar la condición de hermanamiento. Una comitiva de vecinos alegres y felices dispuestos a integrarse e integrar en las costumbres de ambos lados de la frontera, una comitiva radiante, que era en realidad la causa de la alteración de sus alterados nervios, porque entre esa comitiva se encontraría una sonrisa blanca y resplandeciente, una sonrisa cálida y hospitalaria, una sonrisa con la que soñaba cuando no la tenía cerca y una sonrisa que no se cansaba de contemplar cuando la tenía enfrente para luego poder soñarla con detenimiento cuando se alejaba

La sonrisa de Sophie

Gimeno, mujeriego de profesión, jamás había experimentado lo que significaba estar enamorado. Joven, atractivo y con un prometedor futuro al cargo del Gabinete veterinario, fue durante años pretendido por muchas jóvenes que veían en Gimeno Margallo todo un partidazo. Pero ninguna despertó en Gimeno mayor interés que el que se disipa entre el oleaje de unos cambios de sábanas. Aquel interés real e intenso que fraguaba en Gimeno Margallo cuando conocía a una mujer atractiva acababa disipándose como el granizo de una tormenta de verano una vez que aquella mujer, embelesada por sus encantos bien aprovechados, acaba fundiendo su cuerpo con el suyo con la intensidad de una granizada en el mes de agosto. Ninguna lo consiguió, ninguna, hasta que el pasado verano Gimeno conociera a Sophie en una feria de cerveza artesana celebrada en el municipio francés; desde ese momento Gimeno quedó a merced de esa pequeña sonrisa y la dulce elegancia de la joven ortodoncista francesa. Al principio no quería asumirlo. Como si de un oculto secreto del que avergonzarse se tratara, guardó esa plácida sensación que le generaba el contacto con la francesa para sí mismo, saboreándolo lentamente y pensando que acabaría disipándose como otras tantas veces. No se lo contó a nadie, ni si quiera a Lana, su mejor amiga, su hermana. Pero aquella melosa sensación no cesó, sino que fue volviéndose cada vez más cálida, más confortable. El intercambio de mensajes de texto acabó haciendo del teléfono móvil de Gimeno una prolongación de su cuerpo, y los viajes transfronterizos al principio eventuales pasaron a tener una frecuencia muy rentable para los intereses de la gasolinera de la comarca.

No podía negarlo, se había enamorado, y no sabía muy bien qué hacer. Y para ello sí acudió a Lana, quien le había guiado en el paso que tenía que dar ese mismo día. Por eso Gimeno Margallo había vuelto a estudiar el francés, idioma olvidado en los pupitres de su juventud, porque, aunque con Sophie se comunicaban en su correctísimo castellano, Gimeno quería utilizar el lenguaje materno de la joven francesa para que se viniera a vivir con él a España. Lo tenía todo planeado; sabía que en la clínica dental de Aínsa necesitaban personal y no tendría problema en encontrar trabajo. Más adelante, presumía, si quería podría montarse su propio centro en uno de los locales de Boltaña que tenía arrendados. Las amistades tampoco serían un problema porque Sophie conocía a Lana y sus amigas y había encajado a la perfección con ellas. Los fines de semana podrían dedicarse a hacer senderismo y a subir a esquiar. Y siempre que la joven quisiera Gimeno la acompañaría al otro lado de la frontera a visitar a sus familiares y amigos. Tenía todo bajo control, por eso no comprendía cómo un enjambre de dudas e inseguridades acerca de la viabilidad del plan y la respuesta de Sophie brotaban sin control como el humo emitido por el tubo de escape su vieja *C15* mientras iba camino del gabinete, y no daba crédito a cómo esa mujer había podido cambiar de una forma tan drástica su manera de enfocar la vida.

Al llegar al gabinete volvió a repasar el collage que había diseñado para pedirle a Sophie que se viniera a vivir con él. Se trataba de una sucesión de fotografías conectadas por un cordel rojo que en orden cronológico describían los pasos por los que había pasado su relación. Como el primer día en la feria no se habían hecho ninguna foto, Gimeno había optado por imprimir el cartel de aquella feria de la cerveza en la que se pusieron nombre. Del resto sí que había instantáneas: el día en que se besaron, la primera escapada de fin de semana, la coronación del vertiginoso pico de *Robiñera* que había conseguido pintar en el ya de por si pálido rostro de Gimeno un tono más de blanco, el viaje a la Costa Brava... todo estaba reflejado en una serie de fotografías que desembocaban en un sobre de un amarillo desgastado, con un membrete de cera, que custodiaba aquella pregunta en francés que tanta ilusión le hacía pronunciar y a la vez tanto miedo le generaba por la posibilidad de toparse con una respuesta dispar a sus bienintencionadas intenciones. Gimeno lo miraba, lo tocaba y hasta intentaba impregnarse del olor de unas fotografías que le hacían dudar si aquel derroche de originalidad era más propio de un adolescente que de una persona de su edad. Entonces sonó el teléfono. Era Daniel preguntándole si iba a tardar mucho en acudir al bar de Clarita. Gimeno se había olvidado de decirle a su joven aprendiz que hoy no quedarían en el bar como era habitual, ya que tenía muchas cosas que hacer y disculpándose por el desliz le pidió que fuera a vacunar a las vacas de Juan Ramón Lanau.

—Ah, y ten cuidado, que esas vacas son bien *furas*.

Al cabo de unas horas, Daniel apareció sonriente en su despacho. Aunque había sido su última opción para cubrir el puesto en el gabinete, Gimeno no podía esconder que Daniel le caía bien. A pesar de su falta de experiencia y de que aun llevando ya cuatro meses todavía tenía que supervisarle el trabajo —que se lo dijeran a Eladio—, Daniel nunca se quejaba, jamás ponía una pega e intentaba impregnarse de todo lo que él y Lana pudieran enseñarle. Lo mismo le daba empezar la jornada con un parto de madrugada para continuar con una maratoniana sesión de saneamiento, que si luego se tenía que quedar a pasar consulta con Lana confirmaba su asistencia con una sonrisa. Había progresado bastante con los animales, y hasta había empezado a mutar el cuerpecillo alto y desgarbado con el que había entrado en el mes de octubre y que le hizo pensar a Gimeno la primera vez que le vio:

Este no aguanta aquí ni dos meses,
a la primera coz de una vaca se va para casa

En un cuerpo que, aunque no fuerte, empezaba a cubrirse de una fina capa de músculos que le daban algo de estabilidad y presencia a ese amasijo de huesos donde ni la barba se agarraba con fuerza. Y Gimeno se sentía orgullosamente partícipe de ese cambio físico a base de un duro entrenamiento en el campo, regado con buenas reprimendas cada vez que hacía algo mal.

—¿Ya estás de vuelta? —preguntó asombrado mientras ocultaba a toda prisa el collage entre la pila de papeles que avasallaban la mesa de su despacho— ¡Qué poco has tardado! ¿Cómo ha ido con Juan Ramón?

—Bien, hemos vacunado y desparasitado a todas las vacas, menos a una que se escapó del atador y no tuvimos forma de cogerla... y bueno también ha pasado otra cosa... resulta que en un despiste se me cayó la *Haupner* y se le rompió el cristal, no sé si se podrá arreglar.

Con el collage a buen recaudo Gimeno se fijó en Daniel; parecía contento, pero había algo en su postura que llamó su atención. Estaba como ladeado frente a la mesa dibujando una extraña figura asimétrica.

¿Le pasaba algo a su ayudante?

—Bueno, no te preocupes, son cosas que suelen pasar. ¡Ya la vacunaremos el año que viene! Y por la jeringa no te preocupes, se le cambia el cristal y listo —contestó mientras miraba con detenimiento a su joven aprendiz.

—Sí ¡Qué le vamos a hacer! —contestó Daniel forzando una sonrisa— ¿Hay alguna cosa más para hacer hoy?

Gimeno fue al grano.

—¿Te pasa algo, Daniel? Te noto raro.

—No, no. Está todo bien, lo único es que me he dado cuenta de que no me he sacado nada para comer hoy y si no hay nada más que hacer pensaba ir al bar de Clara a que me hiciera un bocadillo

Gimeno, que no se creía ni una sola palabra de lo que le decía su ayudante, le lanzó un señuelo.

—Pues sí, hay que hacer unas guías de movimiento de animales —y señaló una carpeta verde ceniza que sobresalía sobre el resto de papelería dispuesta sobre la mesa del despacho.

Cuando Daniel se acercó a coger la carpeta, balanceando su cuerpo sobre la mesa, no tuvo dudas.

—Daniel, ¿te importaría levantarte la manga del jersey?

Visiblemente sorprendido, Daniel destapó con torpeza su antebrazo derecho.

—Esa no, Daniel, la otra.

Daniel, resignado, y con un bochornoso tono de culpabilidad que coloreó sus mejillas, se remangó la manga del jersey para mostrar un tumefacto antebrazo izquierdo del tamaño y color de una berenjena.

—Ha sido un golpecito de nada, no me duele—se justificó.

—¿Que no te duele? —aquel brazo parecía a punto de explotar—. Anda, deja ahí las guías y vete ahora mismo al médico a que te hagan una radiografía; y no te preocupes por la comida que ya iré yo a cogerte un bocadillo y ahora te lo llevo al médico ¡Y que sea la última vez que mientes a tu jefe! ¡Y, por el amor de Dios, ten cuidado, que te necesitamos de una pieza!

—Vale, Gimeno, no te preocupes por mí, aunque no haya sido nada ahora voy al médico.

—Más te vale, y recuerda que después hemos quedado a las cinco en la plaza mayor de Boltaña. ¡Que hoy es San Pablo!

Cuando despidió a Daniel, Gimeno Margallo desvió por primera vez en el día su argamasa de pensamientos cimentados en Sophie para dirigirlos a su joven aprendiz.

Si ha resistido ese trompazo, este
aguanta por lo menos dos meses más

Capítulo X

La mañana despertó, como venía siendo habitual, fría y muy soleada a causa del anticiclón que nos acompañaba desde hacía varias semanas. Un tiempo que encontré gratamente inesperado al encontrarnos en pleno corazón del Pirineo, y que una vez más daba la razón a Gimeno Margallo cuando el primer día que le conocí me dijo:

—Y no te preocupes por el tiempo, estamos en Sobrarbe, ¡Esto es el paraíso!

Y lo cierto es que el pintoresco mosaico formado tras el cristal de mi furgoneta por las verdes praderas, acristaladas en la umbría, brillantes al sol, donde descansaban plácidas y ociosas vacas y ovejas de distintas tonalidades que rumiaban lentamente una tranquilidad sabrosa y contagiosa, no hacía más que confirmar las palabras de un Gimeno Margallo que me había citado, como era habitual, a las ocho de la mañana en el bar de Clarita para tomarnos el segundo café del día.

—¡Uy, este Gimeno no viene hoy, ya verás! Que es San Pablo y estará muy atareado preparando la fiesta, porque menudo es tu jefe. Que tú aún llevas muy poco tiempo por aquí y no lo sabes, pero a Gimeno le pones unas cervezas, una orquesta y alguna falda a la que levantar el vuelo y se pierde, te digo yo que se pierde. Y san Pablo lo tiene todo, este debe de estar loquito enfriando ya las bebidas para esta noche y con el teléfono echando humo, que menudo es el Gimenito. Mira qué horas son y no ha llegado ¿Te pongo ya el café?

Los veinte minutos de exceso de confianza que deposité en Gimeno Margallo se tradujeron en un martirizante y cotidiano:

—Otro que llega tarde ¡*Qué bien vivís los veterinarios*!

Afortunadamente, como Juan Ramón era amigo y quinto de Gimeno, no fue necesario apuntillar ninguna excusa ante la ausencia de mi jefe.

—Ya me extrañaba a mí que Gimeno me hubiera dicho de vacunar las vacas el día de San Pablo. Si este de normal se coge dos días para preparar la fiesta ¡y otros dos para recuperarse!

Juan Ramón sustentaba su sonrisa con una magnífica dentadura que aportaba algo de brillo a un rostro por lo demás extremadamente ordinario. Un rostro lleno de carne, insípido, sin gracia, en el que nada sobresalía, nada desmerecía, salvo esa candente sonrisa con la que Juan Ramón me condujo por los recovecos de su explotación de cien vacas pirenaicas, que se encontraban amarradas formando una hilera en los atadores, a la espera de ser vacunadas y desparasitadas. La inclusión en la cuadra de un forastero vestido de verde alteró a las vacas, que empezaron a moverse nerviosas en los cepos iniciándose una metálica melodía de repique de *esquillas*, cuernos y acero. Y aunque era una evidencia y Gimeno ya me lo había advertido, Juan Ramón lo ratificó:

—Cuidado, Daniel, que estas vacas son bien *furas*.

Tres pinchazos. Vacuna de IBR, vacuna de BVD, y tratamiento desparasitante. Parecía sencillo. Recordando el consejo de

Gimeno, decidí empezar por las vacunas ya que la ivermectina escocía a las vacas y las volvía más irascibles —mejor reservar lo más doloroso para el final—. En un extremo de la cuadra, al inicio del pasillo de alimentación, me esperaba la primera vaca, la 4295, cornalona y carifosca, que aun con el cuello amarrado por el cepo se movía desconfiada hacia delante y hacia atrás. El primer pinchazo sobre las tablas del cuello fue certero. La vaca mugió, y yo me centré en la vaca colindante para asestarle otro pinchazo. El proceso se repitió en una sucesión de puyazos, bramidos y cabezazos que tuve que ir esquivando como buenamente pude. Hasta que a mitad de cuadra una novilla encolerizada logró zafarse del cepo antes de que la pinchara. Juan Ramón se metió dentro del corral para intentar volverla a meter en el cepo, pero el animal excitadísimo se arrancó contra él en una embestida que el amigo de Gimeno logró evitar de un salto, con aterrizaje sobre el firme mullido de heces.

—A esta mejor la dejamos para otro día.

Cuando terminé de inocular la segunda vacuna a la última de las vacas, empecé a saborear una gustosa sensación de victoria. No estaba siendo tan complicado, y aunque la tercera inyección en teoría era la más dificultosa, dado que había que administrar una dosis mayor de un líquido que les dolía más a las reses, no supuse que este hecho fuera a causarme ningún contratiempo. Quizás fue por eso por lo que bajé la guardia, o quizás fuera el cansancio acumulado, pero ese dulzor que sentía impregnado a mi saliva fue tornando en un agrio amargor sabor a hiel. Todo empezó cuando la segunda vaca de la hilera, la 3970, se arrancó contra mí y me asestó con su cuerno derecho un fuerte golpe en el antebrazo que no fui capaz de esquivar, e hizo saltar por los aires la jeringa de desparasitar con forma de pistola, rompiendo el cristal en mil pedazos. Y aunque el golpe no me dolió, sí lo hizo la certeza de saber que en el consultorio me esperaba una buena reprimenda.

Mierda

Cambié de jeringa y aumentando la concentración continué desfilando por el pasillo de la cuadra desparasitando la hilera de vacas cada vez más encabronadas. Cencerros, cuernos y acero tiznaban con fuerza. Cada vez que pinchaba a una vaca en el cuello esta se venía hacia a mí o intentaba cornearme valiéndose de sus cuernos, y no solo debía tener cuidado con la vaca que estaba tratando, porque muchas veces la vaca vecina en el atador era la que de repente se arrancaba en un intento de repeler al veterinario. Jadeante y con el mono empapado en sudor llegué hasta la penúltima vaca, la que estaba bautizada en su crotal con el número 1501, que nada más verme enfrente de ella con la jeringa en la mano se arrancó contra mi pecho; afortunadamente pude evadir el envite apartándome hacia un lado; la vaca tras errar la embestida reculó desplazando su robusto cuerpo hacia atrás, quedando presa su cabeza por el cepo detrás de los cuernos, posicionando así su cuello— mi diana— detrás del atador. Intenté incitar a la bestia para que se volviera hacia delante, instigarla para que me expusiera su cuello, citarla de perfil dibujando un capote imaginario para que me diera la oportunidad de clavarle la aguja por debajo del cuero, e inyectarle así la dosis de ivermectina con la que abriría la puerta grande, esa anhelosa puerta grande que me permitiría irme a comer a casa de una maldita vez. Pero no, la vaca no se movía, y se mantenía firme, reculando sobre el atador, alejándose al máximo de aquel tipo vestido de oliva que ya le había asestado dos puyazos anteriormente. Ante esta situación no me quedó más remedio que apoyar mi brazo izquierdo en el atador y pasar el brazo derecho por encima de la barra metálica para pinchar a la vaca por detrás del cepo.

Pimba

El pinchazo subcutáneo fue perfecto, pero al sentir el contacto punzante con la aguja la vaca se arrancó hacia delante con violencia en una acometida que pude esquivar por la distancia que mece la manecilla de un reloj. La vaca al ver frustrado su intento de toparme reculó con fuerza hacia atrás en un movimiento que me pilló desprevenido, aplastando mi brazo izquierdo entre su cuerno y la cornadiza. El impacto fue brutal. Cuerno, hueso y hierro se fusionaron por un instante.

Al principio no noté nada, pero cuando conseguí desencajar mi antebrazo de la cornadiza, empecé a sentir cómo en el epicentro de mi brazo se encendía una chispa de un fuego pegajoso que, como si de un veneno se tratara, empezó a extenderse por mi antebrazo en una combustión irritante que acabó por paralizarme la extremidad.

Me había roto el brazo

Juan Ramón, alterado por mis gritos de dolor, vino a auxiliarme, y tras recorrer con sus dedos mi antebrazo, que ya empezaba a coger un sospechoso bronceado negruzco, me miró con esos ojos simples y corrientes y me dijo:

—Creo que has tenido suerte, no parece estar roto.

El dolor era insoportable y el tono marronáceo que se había instalado por debajo de la piel de mi antebrazo era sospechosamente preocupante. Pero entonces Juan Ramón sonrió, sonrió con esa inmaculada sonrisa que, de casta que era, era imposible que ocultara una mentira, y entonces pareció que el brazo empezó a dolerme menos, y tras ponerlo al gélido remojo de una bolsa de hielos, y la analgesia de una fresquísima cerveza, estaba seguro de que no me había roto el brazo.

—Pues va a resultar que no está roto. Ya apenas me duele.

—Si, ya te lo dije, ha sido solo el golpe. Oye, Daniel, no sé si te importará, se me había olvidado decírtelo, pero hay un par de vacas a las que me gustaría mirar de preñado, y ahora que estás mejor he pensado que igual no te costaría mucho echarlas un ojo.

Este tío es imbécil

No pude pensar otra cosa; había estado a punto de perder el brazo y ahora después de encabronar a todas las vacas quería que me pusiera detrás de ellas para que me cocearan y terminaran por partirme una pierna. Iba a excusarme, a decir que tenía prisa, que era San Pablo y Gimeno no trabajaba, que no se preocupara, que ya las miraríamos otro día, cuando unas palabras de Gimeno acudieron con la fugacidad de en un relámpago a mi mente:

—Siempre que vayas a vacunar vacas tienes que preguntarle antes al ganadero si hay que hacer algún diagnóstico de gestación, porque siempre, y te lo digo por experiencia, te lo van a pedir después de haberlas vacunado, cuando las vacas ya están escarmentadas por los pinchazos, y te aseguro que no es agradable hacer una palpación a una vaca encabronada. Así que es responsabilidad tuya avisarles antes de ponerte a vacunar. Tenemos que ser previsores, Daniel. Este trabajo no es fácil.

Responsabilidad tuya

No había dudas:

El imbécil era yo

Cauto y pausado empecé a andar lentamente por el interior de la cuadra, haciendo un esfuerzo superlativo cada vez que tenía que levantar la bota del enfangadísimo suelo del patio. Con el guante puesto en el brazo derecho, debido a la inutilización parcial del brazo titular en los palpamientos, me acerqué a los cuartos traseros de la primera vaca, a la cual avisé de mi presencia con un leve toque en la grupa.

Fium

La vaca respondió al saludo con una coz fugaz que aterrizó a escasos centímetros de mis muslos. Iba a ser divertido. Le indiqué a Juan Ramón que raspara desde el pasillo la tez de la vaca con una vara para calmarla un poco. Entonces repetí el movimiento. Toquecito en la grupa de la vaca. Esta vez no hubo respuesta por parte del animal, así que alargué mi maltrecho brazo izquierdo para sujetar la cola encascarrillada de la res. La vaca al verse presa por delante y por detrás empezó a contonearse de lado a lado, mientras yo penduleaba a su son sin soltar la cola entre el chapoteante purín, intentando atinar con la mano derecha en el orificio de evacuación de la poco colaborativa vaca. Un paso a la derecha, un paso a la izquierda, un paso adelante, un paso atrás. El particular baile al ritmo de los cuartos traseros del animal me hizo perder el equilibrio y a punto estuve de caer de bruces contra el suelo; la danza se prolongó hasta que finalmente conseguí hacer diana en el esfínter de la vaca, lo que provocó que el animal cesara en sus movimientos. Con el brazo resguardado al calor del recto ya solo quedaba la segunda parte del trabajo, acertar si la vaca albergaba algo en su interior a parte del pastoso praliné que empezó a evacuar cuando se vio sometida a mi antebrazo. Cerré los ojos y volqué todos mis sentidos en mi enguantada mano derecha, no podía volver a cagarla, con lo de Eladio ya había tenido suficiente, tenía que ser capaz de ver a través de mi mano, de encuadrar una imagen tangible y real a partir de los estímulos recolectados por las yemas de mis dedos sobre el útero de aquella vaca. Entonces lo noté, no había dudas, ni espacio para la incertidumbre; estaba tocando una cabeza, grande y bien formada, de un animal que se enfocaba para despegar a un nuevo mundo. A esa vaca le quedaba poco para dar a luz.

—A esta le queda poco para parir, Juan Ramón.

—Ya me parecía a mí que la Macarena empezaba a marcar braguero...

Y efectivamente, tras retirarme de la vaca comprobé que con mirar los nutridos cuarterones del animal habría valido para saber que esa vaca estaba gestante, sin necesidad de jugarse el tipo. Sentí entonces un calambrazo proveniente de mi dolorido brazo izquierdo que recorrió mi cuerpo para instaurarse en mi sesera.

—Cuando hagas diagnósticos de gestación pregúntale siempre al ganadero cuándo cree que se ha podido cubrir la vaca. Eso te dará pistas para saber qué es lo que tienes que tocar y te privará de hacer el ridículo diciendo que una vaca está de ocho meses cuando parió hace tres. Además, válete también de tus ojos; si la vaca está próxima al parto, con verle la tripa y las ubres abultadas te ahorrarás tener que meter la mano a animales nerviosos. Hay que ser previsores, Daniel. Este trabajo no es fácil.

No había dudas:

El imbécil era yo

La segunda vaca podía estar preñada de como mucho dos meses, que fue la última vez que Juan Ramón la vio cubrirse con el toro. Como para esas gestaciones no quedaba más remedio que tirar de guante, me posicioné en la retaguardia de *Carabonita,* la 5173.

—Con esta no te preocupes que es la más mansa del corral.

Y lo cierto es que la vaca no se movió mientras desatascaba el contenido de su intestino. Ni tampoco mientras tanteé con cuidado las paredes del recto hasta que logré posicionar mi mano sobre lo que intuí debía ser el útero. La vaca no se movía y eso me permitió empezar a elaborar una nítida imagen de su útero a través de mi mano, entonces el animal se contoneó ligeramente y soltó una sonora flatulencia con metralla de escríbalos que impactaron de lleno en mi rostro, dejándome la cara llena de purín y un agrio amargor en mi boca sabor a hiel, que me hizo cerrar los ojos y escupir los restos de fiemo que no habían sido deglutidos para continuar con la operación. Con la mano encima del útero pude apreciar un notable abultamiento en el cuerno izquierdo, lo que se traducía en una gestación de unos cincuenta días, un diagnóstico acorde a las presunciones de Juan Ramón. Una reconfortante sensación de plenitud me invadió cuando saqué la mano de la vaca y le dije a Juan Ramón que sí, que su vaca estaba preñada, que no tenía dudas. Una reconfortante sensación que se dilapidó en un instante

¡PUM!

La coz proveniente de la vaca aledaña impactó de lleno contra mi muslo, haciéndome perder el equilibrio, lo que supuso que aterrizara contra el pavimento pantanoso, robándome la poca dignidad que me quedaba. Rebozado en heces, con el brazo entumecido y el muslo en proceso de entumecerse, saboreé el amargor de otro consejo de Gimeno

—Hasta que no hayas salido de la cuadra no te confíes, muchas veces las patadas llegan después de haber terminado el trabajo. ¡Y mucho cuidado con la vaca que está al lado de la que estás palpando!, que esas también te pueden pegar una patada y como no te las esperas son las peores.

Llegué al consultorio después de remojar mi maltrecho cuerpo con el frío y tímido reguero de agua que surgía de la manguera orillada en una esquina de la cuadra de Juan Ramón, atiborrado de analgésicos y con la firme esperanza de no tener que hacer nada más el resto del día para poder dedicar la tarde libre a descansar y recuperarme de la paliza que me habían metido las vacas. Tenía la intención de no decirle nada a Gimeno, lo último que quería era que me echara una reprimenda por no seguir sus consejos. Pero cuando me pidió que me remangara el jersey

—Esa no, Daniel, la otra.

me temí lo peor.

—Ha sido un golpecito de nada, no me duele.

—¿Que no te duele? Anda, deja ahí las guías y vete ahora mismo al médico a que te hagan una radiografía y no te preocupes por la comida, que ya iré yo a cogerte un bocadillo y ahora te lo llevo al médico ¡Y que sea la última vez que mientes a tu jefe! ¡Y por el amor de Dios ten cuidado, que te necesitamos de una pieza!

Y tras disuadir a mi jefe de que me acompañara al médico.

—Vale Gimeno, no te preocupes, aunque no haya sido nada ahora voy al médico. Y no hace falta que me traigas comida, al lado del consultorio hay una cafetería, ya me cogeré allí un sándwich.

Me dirigí a la puerta con una ligera sensación de victoria, Gimeno no se había enfadado, tampoco se había percatado del golpe en la pierna y tendría toda la tarde libre para esparcir los rescoldos de mi cuerpo sobre el sofá, sin realizar más esfuerzo físico que el necesario para cambiar la televisión de canal. Pero Gimeno no había acabado.

—Más te vale, y recuerda que después hemos quedado a las cinco en la plaza mayor de Boltaña. ¡Que hoy que es San Pablo!

Odiaba San Pablo

Capítulo XI

La plaza mayor de Boltaña era el centro neurálgico de una villa
con historia, con raíces, con un pasado de encarnizadas luchas y
reconquistas que ilustraba la importancia de un pueblo ubicado
en un enclave geográfico único, situado a orillas del salvaje río
Ara. La tomaron primero los romanos en su periplo por Hispa-
nia, cuando la villa aún poseía el nombre *Boletania*, dejando a su
paso diversos puentes por el río Ara y el barranco de san Martín
que hoy en día aún se conservan. Los musulmanes no quisieron
ser menos, y en su cruzada por *Al Andalus* conquistaron tan co-
diciada villa estampando su firma con la construcción del Castillo
de Boltaña, que corona desde el monte más alto toda la villa y sus
dispersas pedanías. Con la reconquista cristiana y su estilo gótico,
y con el renacimiento después, llegaron las remodelaciones de las
principales construcciones, como la de la Colegiata de San Pedro,
una de las mayores iglesias del Pirineo aragonés, que, con sus la-
boriosos sillares y escuetos arcos de medio punto, ocupaba gran
parte de la empedrada plaza mayor en la que nos encontrábamos.
Una plaza en la que la piedra y la madera se enrocaban en sus
orondos soportales y detallados postigos, una plaza que respiraba
alegría con los coloridos crisantemos y geranios que engalanaban

los balcones. Una plaza que olía al humo y brillaba en las cenizas que desprendían las hogueras distribuidas por todo el pueblo para homenajear a los santos barbudos, alrededor de las cuales cada cuadrilla de amigos se reunía para comer, beber y festejar.

Gimeno Margallo, haciendo las veces de anfitrión, me narraba con orgullo y pasión la historia de su pueblo, al tiempo que yo, atiborrado de analgésicos, comenzaba a sentir el hechizo de una villa en la que resonaba entre las piedras una melodía de guitarras, laudes y bandurrias, que hablaba de mares soñados y hogares ahogados:

Quién me iba a decir a mí

Que soñaba con el mar

Que en un maldito pantano ay, ay, ay

Mi casa iba a naufragar

Cuando el reloj del campanario marcaba las cinco y siete minutos apareció Lana paseando a Pesadilla, con una correa poco discreta de color azul celeste, para disuadir el embrujo:

—Pero bueno, Gimeno, qué elegante te has puesto para las hogueras, ¿Acaso esperas conquistar a alguien en esta noche tan mágica?

A mí también me había impresionado el aspecto de Gimeno Margallo. Mi jefe destacaba por cuidar su imagen aun en las situaciones más bizarras que la práctica veterinaria nos ponía por delante en nuestro día a día. Pero aquella tarde Gimeno Margallo iba escandalosamente elegante, conjuntando con garbo un abrigo de tres cuartos de lana áspera, sin necesidad de emparejar los orondos botones que se disponían a un lado del abrigo con los lazos de felpa que se situaban en el extremo homólogo, lo que dejaba al descubierto un ceñido jersey de punto, que se abría en un triángulo equilátero en la zona del cuello, donde florecieran los vértices de una camisa verde con cuadraditos color crema, que combinaban en una perfecta sintonía cromática con los pantalones chinos que se ceñían a sus piernas, para abandonarlas de manera prematura dejando huérfanos a unos tobillos que tenían que conformarse con el único abrigo de unos calcetines verdes, que se sumergían bajo unos mocasines tan brillantes como las llamas de las hogueras.

Gimeno, algo ruborizado, le quitó importancia al comentario:

—Bueno, hoy es San Pablo, la ocasión lo merece. ¡Venga, vamos a tomar una cerveza!

Maridados por el fresco brebaje de lúpulo y cebada, que aparte de sumergirme en aquel místico hechizo medieval me servía de analgésico frente al persistente dolor de mis maltrechas extremidades, recorrimos las angostas y empinadas calles de piedra del casco histórico guiados por un Gimeno Margallo que hacía las veces de anfitrión —no nos dejó pagar un ronda— guía turístico —cada resquicio de ese pueblo tenía una historia que Gimeno narraba con pasión— y relaciones públicas —presentándome a cada vecino que nos cruzábamos y yo aún no conocía, interpelándoles para que trataran bien al nuevo veterinario—. Tal era la relación de Gimeno con Boltaña y sus gentes que me animé a preguntarle si no había pensado en presentarse a alcalde. La pregunta, que por la risa contenida de Lana debía de ser recurrente, coincidió en el espacio y tiempo con la aparición por la inclinadísima calle *del Puente* de una bulliciosa procesión de turistas franceses, quedando mi pregunta relegada al cajón del olvido. Gimeno, educado y algo alterado —no sé si por mi pregunta o por la llegada del grupo de franceses— se disculpó y acudió al encuentro del llamativo grupo. Después de cinco minutos en los que Gimeno no hizo ademán alguno de volver con nosotros, Lana propuso que fuéramos a cenar a la hoguera con sus amigas. El alcohol y el cóctel de analgésicos había conseguido anestesiar mi cuerpo y una agradable sensación de bienestar me animaba a continuar con la fiesta, pero, aun así, una sorprendente marejada de responsabilidad me hizo declinar la suculenta propuesta:

—Te lo agradezco Lana, pero prefiero descansar. Mañana me toca a mí hacer la guardia y prefiero estar fresco.

Desfilé a desgana entre el chisporroteante crepitar de las hogueras dispuestas a lo largo de la calle *Luis Fatás,* donde fuego, humo y cenizas se mezclaban con la algarada de vecinos que dispuestos en torno a las ardientes lumbres desafiaban despreocupados el frío de la noche pirenaica. Hipnotizado por la pintoresca escena y el alcohol abrevado, miraba embelesado cómo los jóvenes brindaban con clarete a la orilla de las ascuas, donde se tostaban crujientes sobre las parrillas unas ristras de apetitosas longanizas y jugosas *tortetas.* Tal debía de ser el nivel de fascinación reflejado en mi rostro al pasar junto a las brasas, que uno de los integrantes del bullicioso grupo llamó mi atención:

—Eh, Castillo ¿Qué haces tú por aquí si nunca te vemos de fiesta? ¡Ven a tomarte algo con nosotros!

Tras un breve *impasse* en el que se me apareció la fría imagen del puré de calabaza recalentado junto con las croquetas congeladas que me esperaban en casa, acepté la oferta de Miguel, el capitán del equipo de fútbol, al que en otras tantas ocasiones había rechazado planes lúdico–festivos después de los entrenamientos de los viernes, excusándome en el trabajo. Miguel, haciendo honor a su apodo de *El Ministro,* me presentó con una amabilidad sincera a los integrantes del nutrido grupo que aún no conocía.

—Y a las mujeres no te las presento, que hay muy pocas ¡y sólo falta que llegue uno de fuera y se las lleve!

Exclamó con una sonora carcajada mientras me llenaba una copa de clarete.

—Puedes comer y beber todo lo que quieras, aunque una cosa te digo, aquí somos más de beber que de comer.

Y vaya si bebí, probé el vino rancio de casa *Monclús*, el pacharán artesano de la cantina de *Solano*, el orujo del padre de no recuerdo quién, y brindé, brindé y volví a brindar,

—¡Por san Pablo!

—¡Por Boltaña!

—¡Por el vino!

—¿Por los *Pornósticos*?

—¡Viva San Pablo!

en un caleidoscópico bucle de felicidad y camaradería, con unos jóvenes a los que apenas conocía, pero que aun así me acogieron en su improvisada cantina como a uno más. Con el paso de las horas el dulce calor de la priva se alió con el denso humo de las hogueras, para comenzar a difuminar los recuerdos de una noche en la que tras la cena todo el mundo bailaba reía y bebía, vaya si bebían. Allí hasta el cura bebía tinto excusándose en la sangre de Cristo. Mis recuerdos comenzaban a emborronarse, cuando en la densa oscuridad de la noche apareció ante mí un borroso Gimeno Margallo de la mano de una estilizada silueta, para recordarme, siempre atento, que tuviera cuidado, que mañana me tocaba la guardia a mí, y apelar a Miguel —quien no había dejado que el caudal de mi vaso decayera en ningún momento— que se portara bien con el nuevo, que ya se conocían. El volátil consejo se esfumó en cuanto Gimeno se disipó entre el humo y la ceniza, mientras Miguel entre risas siguió llenando su vaso y el mío.

—Creo que tú y yo nos vamos a llevar muy bien, Castillo.

Y brindamos por ello y volvimos a brindar, hasta que mi conciencia se acabó perdiendo en la inmensidad de unos infinitos ojos azules que me miraban desde una hoguera cercana entre ríos de cerveza y océanos de licor.

Capítulo XII

A la mañana siguiente, el sonido estridente del teléfono

Ring, ring

despertó con brusquedad una mente, la mía, que sólo albergaba rescoldos de madera muerta por el fuego y carcoma de la noche anterior. Aborrecido, desubicado, afligido. Todo me daba vueltas. No sabía dónde estaba.

Ring, ring

Con los ojos cerrados conseguí descolgar el teléfono para protegerme de aquel sonido chirriante que, como una taladradora que no paraba de vibrar, estaba descolchando el carcomido contenido de mi cabeza. A tientas me hice con un bolígrafo y utilicé la contraportada de un libro que reposaba en mi mesilla para apuntar los datos del responsable que había hecho sonar el teléfono. Al terminar la conversación, en la que no fui capaz de conjugar dos sílabas seguidas, releí las palabras emborronadas que se encontraban en la contraportada de *Asesinato en el Orient Express*, mancillando la exitosa biografía de Agatha Christie.

Jesus Montañés

Muro de Roda

Granja porcino

Camino detrás del frontón

2km silos verdes

Tras un amago de regurgitación descontrolada al contacto de mis labios con el café, con el que quedaba claro que mi estómago no estaba en condiciones de soportar más volumen, y remojar mi cabeza bajo el agua de la ducha con la intención de disipar errática-mente ese humo que lo envolvía todo a mi alrededor y me impedía actuar con claridad, cogí la furgoneta en dirección a Muro de Roda.

El coche estaba frío, como mis huesos. Al entrar me sorpren-dió no percibir el característico hedor a ganado excipientado en medicamentos que envolvía mi furgoneta. Solo había humo, todo olía a humo, hasta la saliva pastosa que se posaba espesa sobre mi lengua sabía a humo. De camino, intenté, sin éxito, hacer memoria sobre cómo podía haber acabado así, no recor-daba siquiera cómo había llegado a mi casa, y en mi cabeza sólo aparecían flashazos de llamas, Miguel llenándome la copa a car-cajadas y aquellos gélidos ojos azules que al recordarlos hicieron que un afilado reguero de sudor frío atravesara mi gélido cuerpo como un rompehielos al surcar un mar congelado.

¿Cenaste algo anoche?

¿Qué narices bebiste?

¿Quién era aquella chica, le dijiste algo?

Nauseabundo y con todas las preguntas huérfanas de respuesta, consulté de nuevo la contraportada de la novela a modo de libro de ruta, y al ver la imagen inexpresiva de la escritora británica recordé el acontecimiento que consternó a medio mundo cuando la novelista desapareció tras un inexplicable accidente de tráfico, para luego aparecer tras once días, con una más que sospechosa amnesia selectiva, once días en los que se la tragó la tierra. Fantaseé con eso, con desaparecer, salir del mapa, para luego reaparecer en una semana como si nada hubiera ocurrido, pero lamentablemente mis quiméricos planes de huida fueron frustrados al toparme con los silos verdes de la granja de Jesús Montañés.

Bajé del coche con la cabeza llena de humo y la boca con sabor a cenizas, intentando aparentar normalidad. Erguí mi cuerpo y saludé despreocupado. Pero poco duró el paripé, pues mientras trasteaba en el maletero con los útiles obstétricos, Jesús, risueño gordinflón de mediana edad con una marcada tonsura mal disimulada, con un sombrero ladeado hacia su extremo izquierdo, exclamó:

—¡Parece que alguno se lo pasó bien anoche en San Pablo!

Empezamos bien

Haciendo caso omiso de las apreciaciones de Jesús sobre mi estado,

—No te preocupes que todos hemos ido a trabajar alguna vez de resaca. Que aquí al primero que le gustan las fiestas de pueblo es a mí. Y claro, como aquí los ganaderos no paramos nunca, al día siguiente cuando te suena el despertador para ir a atender a los animales te hace una gracia que no veas. O, pero *tú rai chiqué,* que con lo joven que eres seguro que luego te echas una siesta y te levantas como si nada.

y a su buen recuerdo de la fiesta de San Pablo,

—Y es que encima Las Hogueras de San Pablo es una fiesta de las buenas, eh, de las mejores de la comarca, así que viviendo tú en Boltaña cómo ibas a perdértela. Igual es un poco indiscreto por mi parte, pero ¿cortejaste con alguna moza? Porque pocos días hay tan buenos en la comarca como el de San Pablo para eso. No sé si lo sabes, pero yo a la Maribel la conocí ahí en las hogueras un San Pablo, y eso que ella es de Zaragoza, pero como veraneaba en Boltaña ese año le dio por subir a la fiesta, y yo nada más verla me dije: "Esta, Jesús es para ti", y mira, ya llevamos diez años de casados y dos rapaces; si lo que yo te decía, que menuda fiesta es la de San Pablo.

Me enfundé el traje de partos y acompañé a Jesús al interior de la granja. Mi estado de alelamiento, sumado al punzante dolor que seguía atracado en mi pierna coceada, hicieron que me costara seguir la figura del sombrero ladeado, que parecía levitar sobre la calva de Jesús, a lo largo del oscuro entramado de pasillos de la nave que no paraban de contonearse como un serpenteante laberinto en mi cabeza.

Cuando por fin llegamos a la sala de maternidad, el olor a verraco edulcorado con aromas de pienso de lechón que inundaba la sala de partos era tan potente que por primera vez en el día mis receptores olfativos fueron capaces de percibir un aroma distinto al del humo que monopolizaba todo desde la noche anterior. Al recibir aquel impacto nasal caí en la cuenta de que me encontraba en una granja de porcino para asistir a un parto de una cerda, labor que no había realizado nunca, lo que provocó que otro violento escalofrío, esta vez de inseguridad, atravesara mi espinazo.

No te preocupes, la cerda es como una oveja, un poco más grande, con más crías y de menor tamaño. No será difícil

Me postré por tanto junto a la sofocada cerda que yacía exhausta en una de las jaulas. A su lado los tres lechones que habían conseguido salir del vientre de su madre peleaban por coger sitio entre los fructíferos pezones delanteros. Cuando me tumbé en el ensangrentado slat encamado con virutas de periódico, me percaté del verdadero tamaño del animal. Era enorme. Aquella cerda de piel rosada y vientre orondo debía de pesar lo menos doscientos kilos, cuatro veces más que una oveja. Aun así, continué con el plan inicial de abordar la operación como si se tratase de un ovino de gran tamaño, por lo que me enfundé dos guantes cortos de nitrilo y me dispuse a introducir mi amoratado brazo izquierdo por la tumefacta vulva del animal, de la que se desprendía un espeso moco translúcido, con motas de sangre. Jesús, atento a la jugada, me preguntó mientras se recolocaba el sombrero si no me ponía un guante largo de exploración. A lo que yo, con una capacidad de reacción altamente mermada por el denso humo negro que seguía incrustado entre mis meninges anulando mi raciocinio, le dije que no, que no era necesario. Introduje por tanto la mano izquierda por la vulva engrosada de la cerda y tras pasar la vagina hice presión para atravesar el cérvix, aquel anillo rugoso que comunicaba la vagina con el útero, aquella puerta que debían cruzar los lechones para abrirse paso hacia la vida. Pero no pude traspasarlo, había algo que me lo impedía. Tanteé con los ojos cerrados para hacerme una idea mejor de cuál podía ser la causa del atasco, y pronto las yemas de mis dedos volcaron sobre mi espesa cabeza la imagen de unos huesecillos, muy finitos, colocados de manera trasversal sobre otro huesecillo rugoso de mayor tamaño. No había dudas, estaba tocando la columna de un lechón que se había quedado atravesado transversalmente en el cuello del útero. Pensé en tirar de él para desatascarlo, pero la posición del lechón me impedía agarrarlo con mis dedos, y un tirón brusco podría provocar un desgarro de útero con fatales consecuencias para la cerda. Me decanté por tanto por empujar el lechón hacía el interior del útero, para una vez allí sacarlo al exterior tirando de las patas delanteras. Empujé con fuerza hasta que

Clac

liberé al neonato del atolladero en el que se había convertido el cuello uterino de su madre; en ese momento en el que mi mano se quedó sin resistencia, sentí cómo la cerda me succionó. De pronto todo mi antebrazo se introdujo bruscamente en el lubricado útero del animal. El brusco movimiento provocó un chapoteo de los tibios fluidos que albergaba la cerda en su interior, que salpicaron mi cara y empaparon mi antebrazo, mientras un pul de líquido amniótico, fluidos vaginales y sangre empezó a fluir a través de diversos regueros por mi brazo huérfano de protección. Aguanté una arcada, y miré a Jesús, quien intentó excusarse levantando las cejas en una mueca de compasión con la que podía leerse:

Ya te advertí que te pusieras un guante largo

El combinado de fluidos y olores no le sentó nada bien a mi estómago, el cual empezó a amagar con evacuar de forma drástica todo el contenido de la noche anterior.

Iba a vomitar

Apreté con fuerza mis párpados para intentar concentrarme únicamente en las señales percibidas por mi mano izquierda e ignorar las alarmantes señales de mi estómago. Y haciendo un habilidoso esfuerzo por atrapar a los lechones que se escurrían como sanguijuelas y a su vez retener el refluente contenido que llamaba a la puerta de mi cardias, conseguí sacar las doce crías que aún quedaban en el interior del animal sin evacuar contenido digestivo. Terminada la operación, mientras Jesús atendía a los neonatos, salí de la nave con la excusa de lavarme.

—Sí, sí, tú ve a fuera y coge un poco de aire que creo que te hace más falta que a estos —dijo con una carcajada, mientras utilizaba las tiras de papel de periódico que se esparcían por el suelo para secar a los neonatos, antes de repartirlos entre los nutridos pezones de la cerda.

Cuando salí al exterior de la nave e inspiré el aire fresco e impoluto de la mañana, noté cómo mi cabeza comenzaba a descomprimirse levemente. Cogí una manguera y regué mi cuerpo de arriba a abajo sin importar que la temperatura no sobrepasara los dos dígitos. Cuando Jesús apareció, me encontraba en calzoncillos secándome con una toalla, bastante más aliviado de lo que había llegado.

—No has hecho mal trabajo, joven. ¿Quieres venir a almorzar?

—Te lo agradezco mucho, pero he almorzado antes de venir —mentí tras consultar la pregunta con mi estómago torturado.

—Para el año que viene tienes que estar más espabilado y cogerte fiesta el día de después de las hogueras. Que Gimeno ya está mayor para tanta fiesta. Que, por cierto, ¿conseguiremos casarle? No sé si lo sabrás, pero ha sido pretendido por mujeres de todo el valle, y ninguna consigue echarle el guante. ¡Ya va siendo hora de que asiente la cabeza!

De vuelta a casa al volante de la furgoneta, recordé el embelesado semblante con el que mi jefe me presentó a su acompañante a la que el humo de mi recuerdo seguía cubriendo el rostro, ese humo que no conseguía quitar de mi cabeza y que seguía privándome de conocer la respuesta a aquellas preguntas sin respuesta que me había interpelado al salir de casa:

¿Cenaste algo anoche?

¿Qué narices bebiste?

Y, sobre todo:

¿Quién era aquella chica, le dijiste algo?

Para mi asombro, dos curvas más tarde, mi impredecible estómago volcó en marejada algunas respuestas sobre el asfalto del arcén.

La cena había consistido en vino tinto rebajado con longaniza

Sin embargo, seguía sin tener ni idea de quién era esa chica.

Capítulo XIII

La formalización de la relación de Gimeno y Sophie contribuyó a cambiar radicalmente la conducta de mi jefe. Antes de conocer a la joven francesa, Gimeno Margallo intentaba abarcar la mayor carga de trabajo posible, ya fuese como veterinario, ganadero o portavoz de asociaciones agrarias. A todo esto, había que sumarle su afición al baloncesto y a las cervezas de después de entrenamientos y partidos. El resultado de este cóctel se resumía en un Gimeno alocado, que siempre iba con prisa y vivía en un estrés constante. Por suerte, el tardío avistamiento del amor supuso una reconversión radical de las prioridades en su vida, lo que se tradujo, en primer lugar, en una descarga a nivel laboral que, como no podía a ser de otra forma, fue asumida por mí.

—Daniel, ¿cuánto llevas con nosotros? ¿Seis meses? ¡Eso es medio año!, medio año en el que has progresado mucho, que digo mucho, muchísimo como veterinario, y es por eso por lo que desde hace un tiempo he estado pensando en la manera de seguir propulsando tu carrera, y creo que la mejor forma es delegarte el proyecto de mejora de calidad de carne —me confesó sentado al otro lado de la deslavazada mesa de caoba de su despacho, en la que al contrario que en su vida personal el orden no terminaba de instaurarse.

Ese proyecto era una apuesta personal de Gimeno, que había seleccionado una serie de ganaderías de raza *pirenaica* para inseminar a las mejores reproductoras con semen sexado de la raza *wagyu*, con el objetivo de obtener un cruce de ambas razas que aportara la rusticidad de la primera —necesaria para adaptarse al terreno alpino— y un aumento en la calidad de la carne —mejorando la infiltración grasa— de la segunda. Este era un proyecto a largo plazo, puesto que los terneros resultantes serían castrados con siete meses y pasarían tres años alimentándose con las vacas de las explotaciones: subiendo al puerto en verano y estabulados en invierno, para luego ser rematados con un pienso especial con aceite de oliva hasta el momento de su sacrificio, para obtener la que sería, según Gimeno:

—La mejor carne de buey de toda España.

—Como ya sabes —prosiguió mientras retiraba haciendo una pinza con sus dedos índice y pulgar un cenote de polvo ubicado en el vértice de la mesa para depositarlo con indiferencia en la papelera—, aunque llevo más de un año diseñando este proyecto, en la práctica no ha hecho más que empezar, por lo que aún hay que inseminar a las vacas seleccionadas. Toda la información del proyecto, con fechas y acciones a realizar está aquí —y dejó caer, en un pulverulento y sonoro golpe sobre la mesa, una voluminosa carpeta con un nombre en letras negritas:

Proyecto Pirenaicum

—Ni qué decir tiene que podrás contar con mi apoyo y el de Lana para realizar inseminaciones, ecografías, castraciones, planificar el programa de alimentación... Pero me gustaría que fueras tú el que coordinases todas esas acciones. ¿Qué me dices? —me preguntó desenvolviendo aquella sonrisa desmesuradamente blanquecina que reservaba para las ocasiones especiales.

Me costó apartar la mirada de los blancos incisivos que competían en brillo con los chisporroteantes ojos azules de mi jefe para revisar aquel dosier mal encuadernado y con los cantos comidos que debía de tener más de doscientas páginas. El contenido de aquellas páginas supondría sin duda una gran carga de trabajo, pero también una oportunidad única para coger experiencia en el manejo reproductivo y nutricional del vacuno. Pero eso poco o nada me importaba, porque aquel gesto implicaba algo mucho más importante; al depositar sin cuidado ese dosier sobre la mesa Gimeno me estaba dando el testigo del proyecto que con tanto mimo había elaborado, y eso tenía encriptado un mensaje que me hizo temblar.

Gimeno comenzaba a confiar en mí

Solo cabía lugar para una respuesta.

—Que cuando quieras empezamos.

—Pues, si no tienes otra cosa que hacer mañana, hay que bajar a Zaragoza a por nitrógeno líquido para rellenar los tanques con las pajuelas de inseminación— exclamó deslizando la carpeta en mi dirección, quedando perfectamente delimitada la trazada del cartapacio por dos frondosos arcenes de polvo, en los que pude leer:

No la cagues, Daniel

*

Desde mi llegada al Pirineo, sólo había salido de la comarca para pasar cuatro días en navidades con mi familia en Madrid, por lo que la idea de volver a la Facultad de Veterinaria de Zaragoza a por nitrógeno líquido me había causado una tremenda ilusión. En esa facultad había cursado mis estudios, y el simple hecho de atravesar con mi furgoneta serigrafiada de veterinario clínico la alambrera de acero forjado que custodiaba el imperioso y castigado edificio principal del campus, me produjo una inmensa sensación de felicidad, victoria y éxtasis. Ese instante suponía la culminación de cinco años de aulas, bibliotecas, asociaciones de estudiantes, amistades, fiestas, amores y desamores. Traspasar aquella puerta certificaba el culmen de una metamorfosis que veía en una lejanía casi ficticia cuando me senté por primera vez en esas aulas hacía más de un lustro.

Lo primero que hice tras recoger el nitrógeno fue pasarme por el hospital veterinario para visitar a dos antiguas compañeras que estaban cursando la residencia en pequeños animales. Tras el aroma de un café removimos los recuerdos enfrascados en *la Plazoleta* de la Universidad, centro neurálgico de la Facultad de Veterinaria donde acudían los estudiantes ante el primer amago de sol para redactar apuntes, celebrar un aprobado bajo el amparo de una *Ámbar*, o simplemente para escaquearse de alguna clase poco apetitosa. Reímos recordando sucesos no tan lejanos pero que pronto, aun sin ser conscientes de ello, lo serían a causa del ininterrumpible paso del tiempo, recuerdos que serían sin embargo inamovibles en nuestra conciencia. Antes de despedirnos les enseñé mi lustrosa furgoneta serigrafiada, con sus botiquines repletos de medicamentos, sus estanterías para el material y sus cajones de madera para guardar la ropa de trabajo, y aunque el olor, aquel olor tan característico que desprendía mi furgoneta a ganado excipientado en medicamentos, frenó que mis compañeras se atrevieran a montarse; no dudaron en ensalzar mi suerte y destacar mi transformación.

—Quien te ha visto y quien te ve, Daniel, ¡si pareces un veterinario de verdad! Estarás contento, esto es lo que siempre habías querido ser.

Dejando, no obstante, bien claro su parte de mérito ante tal hazaña, ya que, según ellas, sin sus apuntes, sus llamadas de teléfono antes de una clase importante a modo de despertador y su vehemencia a la hora de deslizar la respuesta correcta sobre mis oídos en algún examen, no habría conseguido acabar la carrera.

¡Y qué razón tenían!

Para comer había quedado con Don Vicente, catedrático de producción animal, de talla menguada, cintura holgada, y una escasez de cuero cabelludo que contrastaba con el sobreabastecimiento capilar presente en sus cejas frondosas y descuidadas, con el que mantuve una gran relación durante mis años de estudiante. Don Vicente podía considerarse la rocambolesca antítesis de un docente canónico: Las clases del malhumorado sexagenario no seguían ningún patrón, ni se ajustaban mínimamente al plan de estudios; además, el catedrático no tenía ningún escrúpulo a la hora de insultar sin tapujos a un alumno que no mostrase interés, o calificar como:

—Tremenda exposición de subnormalidad.

las clases y ponencias de algunos de sus colegas de departamento. Aun así, no hubo un profesor del que aprendiera tanto. Sus clases llenas de casos prácticos se convertían en verdaderos debates en los que se premiaba el espíritu crítico y el ingenio. Don Vicente no quería que memorizáramos el *ciclo de Krebs,* quería que razonásemos, que usáramos nuestro cerebro para pensar y no como un almacén de datos inútiles. Un claro ejemplo de ello fue la clase de una calurosa tarde del mes de mayo, en la que el Don Vicente nos retuvo en el aula durante más de cuatro horas:

—*¡De esta clase no sale nadie hasta que no resolváis el puñetero caso clínico! ¡Y me da igual que la próxima hora tengáis que estudiar la maldita encefalopatía espongiforme con el bien peinado del decano!*

El sistema era sencillo, Don Vicente exponía un caso clínico, como si fuese un ganadero, los alumnos preguntábamos y en función de la pregunta Don Vicente respondía respaldándose en fotografías, análisis laboratoriales, apéndices animales, muestras de comida o cualquier otro enser que pudiera aportar pistas sobre el caso que nos incumbiese. En aquella ocasión el caso era simple, un cebadero de mil terneros en el que habían aparecido desde el mes de diciembre sucesivos casos de timpanismos en ciertos lotes.

—Los animales se hinchan como globos aerostáticos y por la mañana ¡PUM! nos los encontramos muertos.

La anamnesis estudiantil fue feroz, preguntamos por todo: edad de los animales, el tipo de pienso, resultados microbiológicos de las necropsias, programa vacunal...

Mientras el docente contestaba con la mayor de las simpatías a cada una de las preguntas:

—De raza limousin.

—Machos.

—Timpanismos espumosos.

—¿Qué cojones van a beber los terneros? ¿Acaso ha visto usted algún ternero que beba *gin–tonics*? ¡Agua! —y mostró un análisis laboratorial que respaldaba la buena calidad del agua.

El resultado de la primera aproximación al caso se tradujo en unos estudiantes más desconcertados que al inicio, y un profesor cada vez más desesperado, reflejándose este hecho en que el contorno de las axilas de Don Vicente empezó a quedar fuertemente delimitado debido, según sus palabras a:

—La ineptitud ilimitada de mis alumnos.

La paciencia del docente parecía al borde del colapso; a la sudoración excesiva se le unió una respiración jadeante, mediante la cual el profesor intentaba resguardarse del calor que se había instaurado en el aula a causa de la falta de ventilación. Don Vicente jadeaba y los apuntes empezaron a utilizarse como abanicos, pero nadie se atrevía a decir nada. Finalmente, un estudiante sentado en segunda fila, coaccionado por el incómodo silencio que se instauró en el aula, se atrevió a preguntar si los animales estaban preñados, pregunta que terminó de desquiciar a Don Vicente:

—¡Díganme en qué asignatura les han enseñado que un macho puede estar gestante!

La tiza, bien esquivada por el estudiante desubicado, rebotó en la mesa de la fila trasera para acabar impactando de lleno en el teléfono móvil de otro alumno al que el caso práctico no parecía importarle demasiado. Tras expulsar al estudiante de manera educada:

—¡Si las dos neuronas que componen la materia gris de su encéfalo primigenio funcionaran acorde a los cánones estipulados para un homínido, usted habría utilizado el móvil para resolver el caso! Pero queda claro que el apelativo de chimpancé le viene grande, así que por favor abandone el aula.

Empezó el secuestro.

—*¡De esta clase no sale nadie hasta que no resolváis el puñetero caso clínico! ¡Y me da igual que la próxima hora tengáis que estudiar la maldita encefalopatía espongiforme con el bien peinado del decano!*

Cuando las manecillas del reloj traspasaron el caluroso umbral de la hora límite de la clase de don Vicente, apareció con puntualidad británica y muy bien peinado el decano. La negociación a orillas de la puerta del aula con Don Vicente fue discreta, de ella sólo pude dirimir un susurro venido a más:

—De verdad que les estamos haciendo subnormales, estudiarán todo lo que quieras, ¡pero no piensan!

Argumento que debió de convencer al decano, quien sin decir nada abandonó el aula. Con la retirada del decano, el secuestrador ganó enteros ante sus rehenes, quienes persuadidos por ese calor pegajoso empezamos a tomar muy en serio la amenaza de don Vicente.

Este es capaz de dejarnos aquí toda la noche

Ante el rechazo que me provocaba la idea de pernoctar en la facultad, me atreví a preguntar acerca de la paja que consumían los animales. A lo que el docente me respondió:

—Toda suya, Castillo.

Y arrojó sobre mi pupitre un saco de rafia repleto de una paja lustrosa.

No parecía que ese fuera el problema

Los minutos pasaban con una lentitud sofocante entre preguntas erráticas y teorías infructuosas. En el cargado ambiente se respiraba una tensión intangible que aumentaba exponencialmente al son del mercurio.

—Les doy treinta minutos para que fumen, beban, se abaniquen o hagan lo que les salga de sus gónadas reproductoras, pero cuando vuelva quiero tener una teoría de ¡por qué se están muriendo mis terneros! y con ellos ¡sus posibilidades de aprobar mi asignatura!

Tras el sonoro portazo, el silencio que inundó el aula se fue poco a poco quebrando por los murmullos que empezaron a aflorar entre los diversos corrillos de estudiantes, comenzando entonces un descontrolado debate en el que las opiniones, réplicas y reproches se solapaban, aumentando así los decibelios de la sala hasta el nivel de gallinero. Francisco Salmerón, el delgado, era un estudiante que también realizaba grandes inversiones en su cuidado capilar. Con una autoconcedida potestad, salió al estrado abogando silencio, para delegar, como todo buen político, responsabilidades en los estudiantes que colaborábamos con el gabinete veterinario de rumiantes para que buscásemos una solución.

—Sois vosotros los que os queréis dedicar a los rumiantes, así que lo lógico es que seáis vosotros los que deis la solución al problema —conminó señalándonos con el dedo uno por uno—. Los que deberíais quedaros aquí retenidos sois vosotros, a mí me dan igual los rumiantes, yo me quiero dedicar a la microbiología. Y encima con este calor, que es insoportable, este profesor es imbécil, mañana mismo pondré una reclamación ante el decano.

En esa clase nos encontrábamos —como bien señalizó Francisco— cuatro estudiantes que colaborábamos en nuestro tiempo libre con el gabinete de veterinarios de rumiantes, ayudando a los veterinarios clínicos en diversas tareas como el saneamiento o identificación de rebaños de ganado ovino. A los que tras la acusación del gilipollas de Francisco no nos quedó más remedio que salir al estrado, desde donde tras debatir durante unos minutos expusimos nuestra inacabada teoría:

—La muerte de los animales está relacionada con casos de timpanismos espumosos, el mismo ganadero nos lo ha dicho, ese ha sido el hallazgo de la necropsia. El problema es que esa patología que está causada por una disminución del pH ruminal puede estar provocada por el pienso, el agua o la paja y por lo que nos ha indicado Don Vicente los análisis de esos elementos estaban dentro de los parámetros habituales... Hemos visto la fórmula del pienso y un análisis nutricional del mismo, además de una analítica del agua y la paja.

Entonces me di cuenta; habíamos visto los análisis, pero no habíamos visto dónde estaban el pienso ni la paja.

Tras exponer este detalle al aula hicimos llamar al docente, que apareció al rato, custodiando un bocadillo de morcilla con pimientos y una garrafa de agua de cinco litros

—Si quieren beber agua sírvanse, porque para repetir curso lo primero que hay que hacer es llegar vivo al curso siguiente, y con este calor tengo dudas de que todos lo consigan. Y bien, ¿saben ya mis alumnos pecaminosos por qué se están muriendo mis terneros? —imploró al tiempo que le asestaba una profunda dentellada al bocadillo aceitoso.

—Queremos ver los bebederos y comederos del cebadero.

La pregunta propició un arqueo exacerbado de las prominentes y alborotadas cejas del docente —esos alocados pelos parecían tener vida propia—, acompañado de una mueca para disimular una sonrisa. Don Vicente proyectó entonces dos imágenes, la primera de unos comederos bien cuidados y repletos de pienso y la segunda de un bebedero congelado, en el que una placa de hielo impedía a los terneros beber agua. El caso parecía sencillo, pero no fuimos ninguno de los estudiantes que colaboramos con el gabinete de rumiantes quien dio la solución al problema. Francisco Salmerón no pudo resistirse ante la tentativa de resaltar ante el resto de sus compañeros. Se levantó de su asiento, recolocó de manera sistemática el ya de por sí recolocado cuello de su camisa, y proclamó:

—Este caso de muertes por timpanismos, Don Vicente, viene claramente promovido por que los terneros están deshidratados.

El impacto lingüístico me dolió hasta a mí.

—Me puede explicar, *Don Tupé* ¿desde cuándo una deshidratación causa un problema de timpanismos? Además, ya ha visto las analíticas de los terneros y no muestran signo alguno de deshidratación. Ande, acomódese en su asiento junto con sus teorías petulantes, y deje de intentar colgarse medallas que sin duda no le corresponden.

Tras el funesto revolcón, aun siendo bastante evidente la solución, nadie parecía dispuesto a arriesgar públicamente su reputación por resolver el caso. Don Vicente, consciente de la falta de valentía de sus alumnos, recordó a la audiencia que él ya había cenado —del bocadillo de morcilla sólo quedaba el olor a aceite refinado— y que tenía todo el tiempo del mundo. Ante el envite del docente, Marina Camarero, estudiante reivindicativa al estilo jamaicano, que sí que formaba parte del gabinete de rumiantes, alzó la mano solicitando la atención de la sala para exponer su teoría:

—Al estar congelados los bebederos, los terneros no podrán beber agua desde la noche hasta mediodía cuando se descongelen. Si un ternero no dispone de agua no suele acudir a comer.

El semblante inexorable de Don Vicente hizo dudar a Marina.

—Prosiga, señorita; —y la mano del docente empezó a centrifugar sobre sí misma. Le gustaba lo que estaba escuchando.

Marina tragó saliva —Por tanto, los animales estarán mucho tiempo sin comer ni beber, por lo que cuando los bebederos se descongelen los terneros tendrán mucho apetito, lo que provocará un aumento de consumo de pienso, que se traducirá en un exceso de almidón a nivel ruminal, que es lo que provoca los timpanismos y la acidosis ruminal.

—¡Vaya, vaya! Si al final va a resultar que no es necesario acudir con asiduidad a la peluquería para ser un buen veterinario —contestó Don Vicente en clara alusión a las rastas anárquicas que se columpiaban desde la cabeza de la ahora sonriente estudiante.

Así era Don Vicente: mordaz, directo, sin escrúpulos, un Don Vicente que en aquella ocasión devoraba parapetado con una servilleta de papel en el dorso un codillo al estilo de la facultad —seco y sin gracia— mientras yo le relataba mis avances como veterinario clínico. Aunque el docente parecía mucho más interesado en roer el hueso porcino que en mi ilusionada descripción del proyecto *Pirenaicum*, por lo que pensé que no se estaba enterado de nada de lo que les estaba contando, cuando acabó mi soliloquio, el *feedback* de Don Vicente consistió en preguntarme si me iba a acabar la guarnición de mi plato. Tras dar cuenta de las patatas sobrenadantes, dos pimientos verdes y unas natillas amarillo radiactivo, el docente se puso a hablar de fútbol. Al parecer no llevaba nada bien que el equipo de la facultad perdiera 3-0 contra Medicina la pasada semana, y eso sin duda alguna era más relevante que mis soporíferas vivencias. Pasado el café, don Vicente dio un último servicio a la salpimentada servilleta para limpiarse la boca con brusquedad y dio por terminada la comida. Cuando ya me despedía, Don Vicente me hizo acompañarlo a su despacho. Tras cruzar la desconchada puerta color aceituna que daba acceso al minúsculo despacho, Don Vicente empezó a rebuscar entre los documentos que se amontonaban sin orden ni rigor en la estantería. Un arquimidiano y efusivo:

—¡Eureka!

dio por terminada la búsqueda.

El docente plantó ante mí un libro maltratado de tapa dura color bermellón, del que resaltaba en letras doradas

Factores que influyen en la calidad de carne de
vacuno y su relación con la alimentación

Se me erizó la piel. Se trataba de una tesis doctoral, y el autor no era otro que el propio Don Vicente.

—Aquí encontrará todo lo necesario para llevar a cabo ese prometedor proyecto. Puede quedarse el libro, yo podría recitárselo en latín.

El profesor se anticipó a mi comentario

—No me dé las gracias, pero eso sí, sólo le pido una cosa, señor Castillo. No vuelva a cagarla diagnosticando gestaciones. Llego a ser yo ese tal Eladio y usted habría estado recogiendo el estiércol de mi granja hasta que no supiera distinguirle de un meconio.

—Y una última cuestión —intervino don Vicente, tras despedirnos desde el zaguán—, jamás pensé que iba a decirle esto. Pero esa panda de peleles está consiguiendo que echemos de menos sus goles fortuitos.

La última parada antes de regresar a Sobrarbe fue en la que había sido mi casa durante aquellos maravillosos años de universidad: El Carmelo; colegio mayor con solera y exquisito renombre en el ambiente universitario zaragozano, situado en la siempre aje-treada Puerta del Carmen de Zaragoza. De ahí habían salido per-sonalidades de lo más conocidas de todo Aragón, pero, sin duda, su fama entre los estudiantes recalaba por sus fiestas superlativas. Salí del colegio desafiando la fría tarde zaragozana, abrigado por el combusto proveniente del lúpulo de las tres jarras de cerveza que habían desfilado en el trasiego que supone ponerse al día con los que habían constituido mi familia universitaria. Cuando al mirar el reloj —casi las ocho— recordé la conversación con mi madre de la noche anterior:

—Si vas a Zaragoza acuérdate de
ponerle una vela a la virgen del Pilar

Ni la grisácea tarde de febrero era capaz de ensombrecer la vo-luptuosa plaza en la que transeúntes —paso rápido y bolsas en mano— y turistas —al ralentí y sacando partido a la cámara del teléfono— se hacían pequeños ante la majestuosa basílica que des-prendía una luz cálida que iluminaba y protegía a toda la ciudad. Había estado en aquella plaza cientos de veces, sin embargo, quedé atrapado una vez más ante aquel embrujo abrumador que la basílica producía sobre todo el que la miraba, un conjuro que se iniciaba en su arco central con la escultura en piedra caliza blanca que representa la venida de la virgen del Pilar a Zarago-za, y que se magnificaba a lo largo de toda la fachada principal de piedra y ladrillo articulada en sobrias pilastras e incansables arcos de medio punto. Una fachada interminable sobre la que se erguían las once cúpulas que coronaban la basílica. Destacando por encima de ellas, las imperiosas cuatro torres que parecían inti-midar con su luz a las funestas nubes que pasaban por encima de ellas sin atreverse a tocarlas, al tiempo que saludaban con su luz a la menos conocida, pero igual de bella, torre de la catedral del Salvador, ubicada en la vecina plaza de la Seo.

Zaragoza no es Zaragoza sin el Pilar, y el Pilar no es el Pilar sin Zaragoza, pensé mientras volvía a contemplar la basílica, esta vez desde la lejana perspectiva que el monumento ofrecía desde la circunvalación Z40. Conducía resacoso del cóctel de emociones que había supuesto volver a la ciudad en la que había madurado como persona, y quizás por eso me costó ver el camión que se acercaba por detrás del carril al que quería incorporarme, teniendo que advertirme de su presencia con un sonoro bocinazo.

BUUUP, BUUUP

Al devolver la atención a la carretera, observé cómo mi carril se desvanecía, al tiempo que el camión se acercaba por mi izquierda en la única vía disponible. Entonces todo ocurrió en décimas de segundo. Con el muro de la mediana a escasos treinta metros, y la cabeza del camión a la par de mi furgoneta, reduje una marcha y apuré el acelerador exprimiendo al máximo los escasos caballos del vehículo, para así ganar distancia con el camión, apurando el carril de incorporación y volanteando a escasos centímetros del muro de hormigón que había cogido un funesto color a muerte. Y evitando con la maniobra temeraria colisionar con el camión y la mediana en un movimiento que desprendió un espeso olor a goma quemada, a la par que un exceso de adrenalina en mis venas, que se tradujo en una taquicardia descompensada. Me había ido de un pelo y el camionero me recordó la imprudencia.

BUUUP, BUUUP

Bajé la ventanilla y alcé mi brazo al cielo a modo de disculpa. Entonces, cuando miré por el retrovisor, mi ritmo cardiaco volvió a descontrolarse.

Mierda, mierda, mierda

No podía creérmelo, el volantazo había debido de volcar uno de los tanques de nitrógeno, y del portón del maletero surgía una inmensa nube de humo blanco similar a la que se desprende de las chimeneas de un barco de vapor. El gélido gas que se iba perdiendo por el maletero constituía el único motivo por el que había viajado a Zaragoza y no podía volver a Sobrarbe sin él.

Gimeno me mata

Pisé el freno, y orillé la furgoneta como buenamente pude en el arcén, sin importarme los coches que circulaban a toda velocidad por la autovía y a punto estuvieron de arrollarme a causa de la densa niebla que surgía de mi maletero.

BUUUP, BUUUP

Cuando llegué a la parte trasera de la furgoneta humeante, abrí sin pensar el portón del maletero, provocando que una lengua de gas helado me sacudiera de lleno con una tórrida avalancha de cristales de hielo que se me clavaron en los ojos haciéndome perder la visión durante unos gélidos instantes que valieron para congelar mi piel, en un *impasse* que acantonó mis músculos paralizándome por completo, evitando que cerrara el tanque que no paraba de derramar el nitrógeno en una nube blanca que se evaporaba en mitad de la noche. Cuando mi cuerpo despertó de la forzosa hibernación me apresuré a colocar el tanque en posición vertical, pero desgraciadamente el barril ya había volcado todo su contenido congelando por completo el interior del maletero, que brillaba con una escarcha similar a la de una cencellada de una inhóspita mañana de diciembre.

¿Podía tener más mala suerte?

El destello histriónico de los rotativos del coche patrulla disolvió mis dudas.

—Guardia civil, buenas noches ¿necesita usted ayuda?

Cuando me di la vuelta y expuse mi rostro congelado —que debía de ser similar al de un sherpa en el Himalaya— a la patrulla de guardias, se produjo un desdibujamiento facial en el rictus de los agentes. Su mirada anonadada se perdía en los cristales de hielo que se habían depositado en mi vello facial y colgaban de mi barba como carámbanos penduleantes. La apertura de sus bocas coordinadamente simétrica hacía entender que no tenían ni idea de por qué cojones mis cejas y pestañas brillaban congeladas en un estrellado mar de hielo, sobre un rostro rojizo extremadamente ruborizado. Lo que me dio a entender que la receta en forma de infracción de la normativa de circulación de vehículos no sería barata. Por suerte, tras contar mi versión de lo acontecido, envuelto en el brillo dorado de una manta térmica, los guardias —que aún deben de estar contando la anécdota en el cuartel— se apiadaron de mí, y tras constatar que no necesitaba ningún tipo de asistencia médica, más allá del calor de un café para recuperar la temperatura corporal, me dejaron marchar exento de culpas.

Capítulo XIV

La primera quincena de abril, como venía siendo habitual durante los últimos cinco años, Lana cogía vacaciones. Lo había repetido en bucle, a mí, a Gimeno, a los dos juntos y hasta había colgado un cartel en la puerta del consultorio para prevenir a los clientes que durante esos días sólo se atenderían consultas urgentes. Por todo ello, la conversación que mantuvo aquella mañana con Gimeno en la sala de estar del gabinete rozó la inverosimilitud:

—¿Cómo que la semana que viene te coges vacaciones, Lana? Estas cosas hay que avisarlas con tiempo.

El pronunciamiento excesivo de las cejas de mi compañera acompañado de un desdibujamiento de la región frontal de su cabeza no fue aceptado como respuesta válida para un osado Gimeno, quien, elevando el dedo índice al aire hasta situarlo a la altura de su enlacado tupé vespertino, puntualizó:

—Estas cosas hay que decirlas con más antelación, amiga mía; primero hay que avisar a los clientes, y luego a tus compañeros. Ahora Daniel y yo tendremos que modificar nuestro calendario para poder pasar consulta...

La mueca de asombro con la que Lana observaba a Gimeno se vio agravada por el engrosamiento capilar de la vena que atravesaba su frente. Mientras tanto, Gimeno, inmune a las indiscretas señales de peligro emitidas por el efervescente rostro de Lana, prosiguió:

—No es que esté en contra de las vacaciones ¡ni mucho menos!, todos trabajamos duro y nos merecemos un descanso. Pero hay que pensar en el resto de los compañeros y en su planificación laboral, yo mismamente empiezo a vacunar frente a la Lengua Azul a los terneros de la zona, y Daniel está inmerso en el *Proyecto Pirenaicum*. Que tú te marches ahora nos supone un desbarajuste importante, ¡a ver cómo nos organizamos con tan poca antelación!

Lana no daba crédito, y yo tampoco. Pensé en mediar entre ambos, hacerle ver a Gimeno que estaba equivocado, que Lana ya nos había avisado, que no pasaba nada, que ya me encargaría yo de pasar consulta, pero entonces los labios de Lana se separaron en un gesto mudo que parecía desencadenar una tormenta imparable, grotesca y cruel que se llevaría por delante a Gimeno Margallo y probablemente a mí también. El dedo de Gimeno seguía erguido. La boca de Lana no podía estar más abierta. En la sala nació un silencio cuyos ecos hicieron retumbar las paredes. Tragué saliva y cerré los ojos.

—*Puuuuffffff*

Sorprendentemente los pulmones de Lana tan solo exhalaron una ansiolítica bocanada de aire. Entonces, sin mediar palabra, nuestra compañera atravesó la puerta de la consulta y con un sonoro portazo cerró la puerta tras de sí.

De la que nos habíamos librado

—Pero bueno, ¿se puede saber qué le pasa a esta? Entiendo que estará afectada por su error flagrante, pero en estos casos hay que dar la cara y asumir las consecuencias, no huir de los problemas como una quinceañera.

Asombrado, me hallaba en el malabárico *impasse* de elegir las palabras adecuadas para corregir a Gimeno sin decirle abiertamente que era un cenutrio, cuando este, impulsivo, cogió el pomo de la puerta, e ignorando una vez más el cartel adornado con el dibujo de una sombrilla y un sol sonriente que colgaba de esta, entró en el consultorio al compás de un:

—¡Me va a oír a mí esta!

Conocedor de la detonación piroclástica que iba a acontecer en aquella sala —Lana lo iba a despellejar—, desfilé tan rápido como pude escaleras arriba, en busca del cobijo de mi despacho. Fue al unísono del crujido del quinto escalón con la suela de mi bota cuando se desencadenó la metralla de improperios que Lana vertió sobre Gimeno. La avalancha de injurias y cristales rotos fue tan desmesurada y cruel que tuve que amarrarme al pasamanos de la escalera para no perder el equilibrio y caer al suelo. Pasado el huracán se estableció un silencio pesado e inmóvil, un silencio amargo y pastoso que se vio interrumpido por el oxidado chirrido de las bisagras de la puerta del consultorio del que salió un anémico Gimeno, que al verme postrado como un lechuzo en mitad de la escalera intentó recuperar un resquicio del honor perdido:

—Daniel, la semana que viene abres tú la consulta. Que ya podrías haberte enterado de que Lana se cogía vacaciones.

Durante las siguientes dos semanas, al trabajo de la consulta hubo que añadirle el factor *Pesadilla*. El campamento de yoga y meditación al que se iba Lana no admitía mascotas, así que nuestra compañera, consciente de que Gimeno le debía una, aprovechó la ocasión de endosarnos la tutela del felino. Tras debatir con Gimeno, ambos coincidimos en que el mejor lugar para alojar al gato sería el propio gabinete.

—Ahí estará vigilado, ya que casi siempre estamos alguno.

—Sí, además es un lugar amplio y caluroso.

—¡Y nos ahorraremos tener que subir todos los días a casa de Lana!

Donde no hubo opción a debate fue el lugar donde se establecería su cuarto.

—Por la noche no podremos dejarlo sólo por el gabinete, ya que podría romper algo; lo mejor será encerrarlo en tu despacho, Daniel, es el más pequeño y no tiene nada de valor. Colocaremos dentro sus pertenencias y cuando terminemos de pasar consulta por la tarde lo encerraremos allí.

Amén

De esta manera, durante la primera quincena de abril, mi jornada laboral empezó media hora antes, para servicialmente batear los longilíneos excrementos de las piedras de sílice del arenero del gato, y elaborar con precisión culinaria la ración consistente en media lata de paté de atún con gambas, combinado primero con cuarenta y siete gramos de pienso hipoalergénico, para después emulsionar la mezcla con ciento un mililitros de caldo de verduras calentado previamente durante un minuto y siete segundos al microondas. Frustrante tarea de la que recibía como respuesta la inexpresiva mirada de indiferencia que cada mañana me dedicaba el felino, repanchingado sobre la rimbombante cama de felpa color burdeos que había colocado junto al escuálido radiador oxidado, que se ubicada en un lateral de mi minúsculo despacho. Una mirada prepotente con la que me recordaba que:

Aquel puto gato vivía mejor que yo

Más gratificante resultaba sin duda atender el consultorio. Curas de heridas, gastroenteritis, otitis y otras patologías acabadas en —*itis* ocuparon mis primeros días como veterinario titular en la consulta. Patologías de fácil diagnóstico y tratamiento, que terminaban con clientes satisfechos que con altruistas intenciones me agasajaban cada tarde convirtiendo la mesa de la consulta en una despensa, donde se amontonaban coles, cebollas, huevos, tarros de miel y botellas de vino rancio. El armonioso devenir de los días de consulta se debió también, sin duda alguna, a la ayuda de Gimeno, quien, pese a repetir hasta la saciedad que él no quería saber nada de la consulta, que a él no le gustaban los perritos, durante esos días trasladó su despacho a la trastienda del consultorio donde guardábamos los medicamentos, para según Gimeno realizar el inventario y organizar un poco el botiquín, en ningún caso —remarcó— para supervisar desde allí el correcto funcionamiento de la consulta. Una ayuda encubierta que agradecí cuando una pareja de guardias forestales trajo a la consulta a Balto, un Border Collie de siete años con una epistaxis recurrente: la fosa nasal derecha del can le sangraba levemente desde hacía quince días de manera esporádica. Los dueños no le habían dado importancia, pero esa tarde el sangrado era copioso y no habían conseguido pararlo con la torunda que penduleaba empapada en rojo de la fosa nasal del can hiperactivo. Tras chequear las constantes de Balto dando uso a fonendo y termómetro sin apreciar ninguna anomalía, me centré en el humeante hocico encostrado en sangre. Retiré con cuidado la copiosa torunda, obteniendo como respuesta un impulsivo estornudo canino que mandó al instante mi inmaculada chaquetilla azul cielo a la lavandería. A tenor de la caudalosa hemorragia, decidí inyectar un hemostático antes de introducir una nueva torunda por el seno nasal. Mientras se cortaba, empecé a exponer mi diagnóstico presuntivo a los dueños:

—Seguramente tenga algo clavado en la fosa nasal, probablemente una espiguilla, que está causando el sangrado, a Balto le molesta y estornuda como respuesta sistémica para intentar expulsar el cuerpo. Cuando cortemos la hemorragia intentaré localizar el cuerpo extraño y extraérselo; si no soy capaz de localizarlo le realizaremos unos lavados nasales con el fin de expulsarlo.

Recibía el asombroso asentimiento, en aras del desconocimiento, por parte de los dueños, cuando un despreocupado Gimeno apareció por la consulta.

—¡Pero bueno, si tenemos aquí a un aprendiz de púgil! — exclamó dedicándoles una sonrisa inmaculada a los dueños —. Esto seguro que te ha pasado por meterte con uno más grande que tú —y acarició con tesón la agitada cabeza del animal, hasta que arrancó con disimulo un mechón de pelo de la base de la oreja de Balto.

Con ese gesto Gimeno me dejó entrever que se me escapaba algo, que mi diagnóstico no estaba bien, pero por más que vueltas le di no encontraba otra explicación a aquel sangrado recurrente de nariz.

¿Qué le pasaba a aquel perro?

Terminadas las perrunas carantoñas, y consciente de que su aprendiz era incapaz de elaborar otro diagnóstico. Antes de abandonar la consulta, Gimeno meció un susurro en mis oídos:

—Yo probaría con un test de leishmaniosis.

El consejo con forma de salvavidas hizo retornar mi mente a los enquistados apuntes de enfermedades parasitarias de los animales de compañía que definían la leishmaniosis como una enfermedad causada por el protozoo *Leishmania Infantum* que provocaba, en los animales previamente infectados por la picadura de un mosquito del género de los flebotomos, lesiones cutáneas y de índole visceral.

Alopecia y epistaxis ¡Esos solían ser los
primeros síntomas de la enfermedad!

Reorganizado mi errático primer diagnóstico presuntivo, comenté con los dueños la hipótesis de que aparte del cuerpo extraño — en aras de conservar la confianza de los clientes es preferible no reconocer abiertamente un traspiés que tenga solución— también cabía la posibilidad de que el animal presentara leishmaniosis, y que como a nivel práctico era más sencillo diagnosticar la leishmania —siempre es más cómodo sacar una muestra de sangre que hurgar en las narices de un perro hiperactivo— empezaríamos por hacerle un test rápido de leishmania a Balto. Dos minutos tardó el can en dar positivo. El pronóstico, reservado. Habría que esperar a los resultados de la analítica completa para valorar el estadio de la infección, pero al menos ese día, gracias a Gimeno, Balto se llevó un diagnóstico correcto y una primera pauta de tratamientos que sería revisada la próxima semana por Lana.

*

Desgraciadamente, no siempre las intervenciones de Gimeno Margallo resultaron tan exitosas. Si no, que le pregunten a Felipona, virtuosa septuagenaria de perímetro cilíndrico y reconocido mérito en el valle por regentar la taberna a la que ponía nombre, famosísima en la comarca y alrededores por servir las mejores *chiretas* del país. El jersey colorido con el que otorgó una nota de color a la pálida consulta daba fe con sus prominentes lamparones y su ingente hedor a caldo de pollo de que esa mujer vivía por y para la cocina. La mastodóntica señora era tan querida por sus aptitudes tras los fogones como temida por su agrio carácter: Gritos, juramentos y platos rotos solían ser la guarnición habitual cuando visitabas su taberna. Por ello, cuando la vi aparecer en la consulta llevando en su regazo a una apática gallina de plumas marrones con la cresta ladeada, un calambrazo de inquietud alertó mis sentidos. Ante mis buenas tardes de cortesía, Felipona reaccionó taciturna escudriñando con cara de batracio todos los rincones de la consulta. Al no encontrar respuesta alguna en el añejo mobiliario, comenzó a analizarme sin disimulo con unos ojos saltones que rebosaban de sus órbitas, de arriba abajo y de abajo arriba, el marrón desgastado de su iris revisó toda mi anatomía, hasta que finalmente con el ceño grasiento exageradamente fruncido exasperó:

—¿Dónde está Lana?

El hecho de que Lana estaba de vacaciones, y que por tanto su gallina iba a ser atendida por un

—Novatillo del tres al cuarto.

nó pareció gustarle mucho a Felipona, que tras despreciar la alternativa de ser revisada por Gimeno,

—No sé si te has dado cuenta joven, pero Federica es una gallina, UNA GA—LLI—NA ¡la mejor de mi corral! Y no quiero que la atienda un veterinario de vacas.

y ante la falta de otras alternativas, acabó accediendo a regañadientes a que fuera yo quien pasara consulta a Federica.

—Muy bien, vamos a ver qué tal se encuentra Federica, déjela en la mesilla, por favor.

¡Pum!

Felipona abrió las manos y dejó caer sin miramientos a la gallina sobre la mesa. El ave, aturdida por el golpe, elevó el espigado cuello que comenzó a bambolearse como una palmera agitada por el viento en un intento de recuperar el equilibrio. Cuando cesó el bamboleo miró hacia los lados, erizó las plumas y escondió la cabeza bajo el buche antes de aplatanarse sobre la mesilla.

—Ve, está así todo el día, tumbada y sin salir del gallinero. Y eso que mi Federica siempre es la primera en salir a comer cuando les abro la puerta del corral por las mañanas. Esta gallina, no está bien, se lo digo yo. Hasta ha dejado de poner huevos, y eso que

Federica es de las que ponía siete huevos a la semana, y alguna semana si te descuidabas hasta ocho.

Me enfundé unos guantes de nitrilo y me dispuse a coger a la gallina para explorarla pero, cuando mis manos se postraron sobre las alas marrones del animal, la plumífera, en mordaz intento de rapaz, descubrió su cabeza para lanzarme un picotazo que desgarró mi guante y milagrosamente tan solo rozó mi piel.

Pereza, agresividad, y apatía ¿Qué tendría la gallina?

Mi diagnóstico parecía irrebatible.

Esa gallina estaba clueca.

No obstante, a fin de confirmar el estadio de incubación de Federica, me pasé por el botiquín para escuchar la siempre experimentada opinión de Gimeno Margallo

—¿Pero tú me has visto cara de ornitólogo?

—Yo qué sé, Gimeno, tan sólo quiero darle un buen diagnóstico a la gallina de Felipona.

—¿Has dicho Felipona?

—Sí, ¿qué pasa?

—¿La de las *chiretas*?

—La misma.

—Eso se dice antes.

—¿El qué, que hay una gallina en el consultorio? Si a eso he venido.

—No, insensato ¡Que se trata de Felipona!

—¿Sois amigos, o es que ahora te gustan las maduritas?

—Lo que me gustan son sus *chiretas* ¡y no te propases que te mando de vuelta a Madrid en menos de lo que canta un gallo!

—Pero si ha venido con una gallina....

—¡Señor, dame paciencia con esta carga! Anda corre y mira a ver si ha traído *chiretas*, y en caso afirmativo vienes a comunicármelo de inmediato, antes de hacer nada ¿entendido?

—¿Le pregunto entonces si ha traído *chiretas*?

—¡No! Si le preguntas eso se pensará que somos unos interesados y no nos las dará, tendrás que descubrirlo de la manera más disimulada posible ¿Te ha quedado claro?

—No sé qué os ha dado a la gente de aquí con las *chiretas* si están malísimas. Pero sí, no te preocupes, que descubriré si tu amiga te trae *chiretas*.

—El problema lo tenéis los de la capital, que de respirar tanta contaminación se os ha atrofiado el paladar... Anda, vete ya y no hagas esperar a Felipona. Ah, y otra cosa, Daniel, ten mucho cuidado ¡Esa señora tiene peor genio que un pitbull con pulgas!

Y de un empujón con amago de puntapié me mandó de vuelta a la consulta, a la que entré trastabillado con el desafío de averiguar si aquella señora, que volvía a fruncir con impaciente exacerbación el ceño seboso, venía provista de *chiretas*. Analicé la situación. Felipona, arrugada, oronda y pomposa, sólo traía un paraguas y un holgado bolso de rafia que colgaba de su voluminoso camal derecho, quedando reducidas las posibilidades de encontrar las *chiretas* al abultado bolso.

—Bueno, joven ¿me va a decir de una vez que le pasa a mi Federica? Que no tengo toda la tarde y estoy segura de que Lana esto ya lo habría resuelto hace un buen rato.

—Por supuesto que sí, pero antes necesito que sujete a la gallina para poder tomarle las constantes sin perder un dedo.

La sonrisa con la que terminé el comentario se estampó de lleno contra el irascible mohín de Felipona, a la que mi chascarrillo no pareció hacerle ninguna gracia. Tragué saliva, y con la voz temblorosa solté el envite:

—Ande, déjeme que ponga el bolso en el mostrador, que una señorita como usted estará más cómoda sin llevar peso encima.

El comentario logró desdibujar por un instante el recio semblante que Felipona llevaba incrustado desde que entró en la consulta, pero lamentablemente mi intento de captación del codiciado bolso quedó noqueado por un habiloso movimiento de cadera.

—Uy por Dios, joven ¡Señorita me ha dicho! Que cosas tiene usted; aun así, debería saber que un hombre no debe husmear nunca el bolso de una dama. Ya lo dejo yo.

Y en un intento fallido de respingonear se fue contoneando su pesado cuerpo hasta el mostrador, donde dejó el bolso. Al regresar a la mesa, Felipona, con la respiración acaloradamente acelerada por el esfuerzo, accedió a mi petición de sujeción del animal, y rechazando los guantes de seguridad que le ofrecí para protegerse de posibles picotazos,

—Uy, si a mí Federica no me hace nada.

aplastó con presión hidráulica bajo sus embuchadas manos a la gallina.

—¿Así está bien? —preguntó jadeante.

La fuerza desproporcionada con la que aquella señora estaba sujetando a la gallina se veía reflejada en la cabeza del ave, que con las plumas erizadas empezaba a hincharse por el cuello, a la vez que comenzaba a cobrar un intenso color rojizo. No obstante, no me atreví a cambiar el rumbo de aquellas manos rollizas por temor a que viraran el devenir de su fuerza contra mi persona y asentí resignado. Empecé por tanto a auscultar al ave, mientras forzaba a mi mente a engranar la forma de averiguar qué narices llevaba aquella mujer en el bolso. Pero por más que intentaba extraer de mi sesera una idea para resolver aquel acertijo no se me ocurría nada. Ninguna idea afloraba en el árido desierto de mi imaginación. Mientras tanto, la cabeza de la gallina no hacía más que crecer y crecer como un globo aerostático al borde del reventón. Miré en todas direcciones en busca de respuesta. Primero a la gallina, que me devolvió una desorbitada mirada irrigada en rojo en busca de auxilio. Luego al bolso, inexpugnable en la lejanía del mostrador. Y por último volteé mi cabeza hacia arriba para mirar la papada embuchada de Felipona, quien ante mi falta de diagnóstico, volcaba su desesperación en la sujeción desmesurada del animal, que empezaba a emitir un enclénquico jadeo con sabor a muerte. Tenía que hacer algo si no quería que la gallina muriese aplastada, lo que supondría que Gimeno se quedaría sin *chiretas* y seguramente a mí me desterraría a limpiar los comederos de su cuadra durante una buena temporada. Pero no sabía el qué.

—¡YA ESTÁ! —voceé en un adrenalínico alarde de haber dado con la solución al conflicto— suelte a Federica que ya sé lo que le pasa.

—¿Ah sí? ¿Y qué le pasa? —contestó desconfiada sin soltar la gallina.

—Pues mire, seguramente se trate de un proceso metabólico de disfunción de la puesta, voy a ponerle una vitaminas... —improvisé mientras ayudaba a desencajar las herméticas garras de Felipona de la gallina moribunda, la cual, al verse liberada, empezó a inspirar un soplo de vida por sus dilatadas narinas, que comenzó a devolverle el tamaño y color habitual a su cabeza desubicada.

—Voy a ir preparando la inyección —comenté mientras me acercaba a la enlacada estantería de madera donde guardábamos las medicaciones.

Tras abrir la puerta, cogí un vial de cristal de una solución de bicarbonato sódico, y fingiendo la mayor de las naturalidades, me situé en la encimera, donde en un extremo reposaba el bolso, y empecé a llenar una jeringuilla del frasco de cristal. Volví la vista a Felipona que me observaba con suspicacia y aguantando la respiración provoqué un desliz voluntario que provocó que el vial resbalara de mis manos y reventase en una lluvia de cristales contra el conglomerado de la encimera. Tal como había planeado, el líquido comenzó a manar por la repisa haciendo peligrar el estado de sequedad del bolso, dándome la coartada perfecta para agarrar el codiciado fardo y lograr averiguar si llevaba o no *chiretas*. Pero Felipona no me lo iba a poner tan fácil, ya que al son de un:

—¡Por Dios, hijo, es que no da usted una a derechas!

corrió moviendo su cuerpo mastodóntico en dirección al bolso. Felipona se acercaba apoyándose en unos pasos agigantados que hicieron retumbar la consulta; pero cuando su mano fantaseaba con agarrar una de las asas del capacho, pegué un salto acrobático con el que le arrebaté el bolso, aquel bolso que pesaba una barbaridad y que Felipona no tardó en reclamar

—¡Deme mi bolso ahora mismo, joven!

Ante el imperativo amenazante no me quedó más remedio que devolvérselo, pero, antes de hacerlo, separé sutilmente las pesadas asas mostrándose ante mí un resquicio del arcano contenido del capacho, en el que vi brillar como un apócrifo tesoro un bote de cristal, un bote que probablemente contuviera las malditas *chiretas* de Gimeno. Entre un aluvión de disculpas y haciendo caso omiso a los juramentos de Felipona, irrumpí en el botiquín jadeante.

—Creo que Felipona trae *chiretas* ¡Y su paciencia está al límite!

—¡Excelente noticia! A Sophie no le gustan las *chiretas* y llevo más de dos meses sin probarlas. Ya me encargo yo de atender a Felipona, no la vayas a liar, que esa pécora sólo soltará las *chiretas* si acaba satisfecha con cómo tratamos a su gallina— proclamó un Gimeno obcecado que abandonó el botiquín como un morlaco por chiqueros, para instantes después volver a entrar reculando:

—Por cierto, Daniel —comentó en tono conciliador— ¿Qué le pasa a la gallina?

Pero mi diagnóstico presuntivo quedó eclipsado por un grito ahogado seguido de un escandaloso repique de instrumentos, que nos hizo acudir apresuradamente a una consulta enconfetizada en plumas, donde una colérica Felipona perseguía a bolsazos a Pesadilla, quien a su vez *encorría* obcecado a la aterrada gallina, que apuraba en su huida agónica el perímetro de la consulta, dejando tras de sí un rastro de cristales rotos, cascadas de lixiviados y páginas huracanadas. La gallina corría por su vida dejando a su paso una estela de plumón, mientras el gato, el maldito gato, que parecía no haberse saciado con el almuerzo que le había preparado aquella tarde, galopaba en busca de la merienda. Consciente de que la vida de la gallina, y con ella nuestra integridad física, pendía de los afilados colmillos del felino, que cada vez distaban menos de los jugosos cuartos traseros de la gallina, me lancé, en un futbolístico intento de bloqueo, al encuentro del felino, pero *Pesadilla* con un habilidoso quiebro se coló entre mis brazos

Gol

Felipona, que optó por el béisbol como estrategia de defensa, estuvo a punto de impactar con su bolso en las costillas del negro felino, pero el sartenazo errático acabó chocando con los pálidos azulejos de la pared en un sonoro estallido

Pum

que pronosticaba que el bote de *chiretas* probablemente había implosionado en el interior del bolso. Fue entonces cuando Gimeno, consciente de la más que probable pérdida de cualquier opción de cenar *chiretas*, se decantó por el fútbol americano y en un intento de *touch down* profirió un certero puntapié al felino que lo hizo despegar en vuelo centrífugo. Pesadilla voló por el cielo de la consulta. Una, dos y hasta tres vueltas dio sobre sí mismo el *maldito gato* antes de aterrizar —no me lo podía creer— justo encima de la gallina, a la que atrapó con las garras delanteras. El bramido procedente de Doña Felipona coincidió con el crujido

Crack

que hizo el cuello del ave al dislocarse al contacto con los incisivos del felino, dando por finalizado el partido

Pi-pi-pi

con un resultado incontestable

La habíamos jodido

Para mi sorpresa, una vez muerta, el ave dejó de generar interés para el gato, el maldito gato, que abandonó sin miramientos la consulta por el resquicio de la puerta por el que había entrado, dejando sin ningún remordimiento ante nosotros la nauseabunda escena del crimen, protagonizada por el cadáver a medio decapitar de la gallina desplumada que aún aleteaba, de cuyo cuello emergía un caudaloso reguero de una sangre ocre y brillante, que desembocaba en un charco espeso que empezaba a coagularse sobre las frías baldosas, un charco tétrico de color bermellón en el que podía leerse un mensaje

La habéis jodido

Gimeno, tirando de galones y optimismo, intentó reconducir la situación:

—Bueno, no nos preocupemos que esto tiene fácil solución —dijo dedicando su mejor sonrisa, esa que tan buenos resultados le profería, a Felipona.

El lenguaje no verbal de la mesonera consistente en un enjarramiento de brazos, acompañado de una inspiración profunda más propia de una olla exprés en fase de ebullición, no sirvió para desquebrajar la sonrisa de Gimeno, que continuó alegremente:

—Dese cuenta de que esta gallina estaba vieja y clueca ¿verdad Daniel? Pocos huevos más iba a poner —y con un suave giro de tobillo arrastró el cadáver hasta debajo de la mesa de exploración, en un desastroso intento de enmascarar un problema que quedó acrecentado por el brochazo sangriento que dejó sobre el suelo de la consulta la trazada del cadáver. En ese momento, con mi jefe chapoteando en el barro, sólo pude pensar una cosa

Gimeno, cállate ya

Pero Gimeno lejos de callarse continuó sumergiéndose en el lodo de su argumentario.

—Así que no se preocupe, Felipona ¡Mire lo que tengo para usted!

Y, sin ningún miramiento, le acercó una lustrosa cesta de mimbre de las que nos habían dejado en la consulta, repleta de huevos, verduras y legumbres.

Gimeno, cállate ya

—Con esto compensaremos con creces lo de la gallina, es más, aparte de esto mañana mismo le llevaré a su casa una gallina, que digo una, ¡dos! gallinas de las mías, jóvenes, de las que ponen huevos todos los días, no como, en fin, esta suya —dijo señalando con la punta del zapato el cadáver maltratado— que para que la tuviera en el gallinero de vacaciones gastando pienso y sin poner apenas huevos ¡casi que le hemos hecho un favor!

Gimeno, cállate ya

—No hace falta que me dé las gracias— continuó estirando los hombros hacía atrás y levantando las palmas de las manos al cielo emulando un gesto canónico—. Eso sí —remoloneó—. No sé si habrá traído usted sus afamadas *chiretas*, pero en caso de ser así estaré encantado de recibirlas— y con una sonrisa desorbitada en dirección al bolso de doña Felipona terminó el discurso.

Y por fin, Gimeno se calló.

Felipona aceptó la cesta de mimbre, y se sirvió de ella para llevar a cabo su reacción iracunda, aprovechando todo el contenido para verter su indignación sobre Gimeno. Coles, huevos y zanahorias volaron enmisilados hacia un malabarístico Gimeno que, cuerpo a un lado, sentadilla atlética, y salto con apertura inguinal, esquivó la primera acometida de la encolerizada señora que bufaba su descontento lanzando hortalizas e improperios. Hasta que, finalmente, la vieja consiguió hacer diana con un repollo que reventó en pedazos al duro contacto con la sien de Gimeno, desorientando a mi jefe, quien a partir de ese instante no pudo más que protegerse de la siguiente tanda de proyectiles que fueron impactando

¡Pim! ¡Pam! ¡Pum!

contra su cuerpo. Antes de vaciar la cesta, Felipona se apropió de un manojo de puerros con el que comenzó a fustigar a un Gimeno desdibujado que perdió el equilibrio y acuclillado en el suelo no paró de recibir golpes. Ante la falta de perspectivas de una tregua, y consciente de que la integridad de mi jefe, que se hundía entre el burbujeante lodo, estaba en peligro, me vi obligado a actuar. Con la mayor de las inseguridades me interpuse entre Gimeno y aquella señora que me doblaba en peso y carácter dibujando un gesto apaciguador con el que intenté quitarle los puerros. La vieja, habilidosa, se inclinó hacia atrás recreando una parábola con su vientre holgado y levantó los brazos en señal de apaciguamiento. Pensé entonces que Felipona había entrado en sus cabales y se había rendido, que dejaba las armas. Entonces la vieja aprovechando mi relajación dobló con agilidad su cuerpo para

¡Pumba!

propiciarme un certero puerrazo que reventó en pedazos contra mis morros, provocando que mi cráneo se retorciera, haciendo vibrar mi mundo y dejándome noqueado en el suelo. Felipona, carente de munición hortícola, se decidió, esta vez sí, por irse, dejándonos a ambos veterinarios abatidos en el suelo emponzoñado por restos de verduras, plumas, pringosas cáscaras de huevos y cristales rotos. El alejamiento sonoro del crepitar de las toscas pisadas, dejó paso a un silencio sepulcral en el que pude escuchar el título de aquella novela de Ernest Hemingway

Adiós a las armas

Un reguero cálido de sangre manaba de mi nariz y goteaba desde mi barba hasta el suelo. El recorrido de mi lengua por la comisura del labio inflamado dejó un suave poso con sabor a metal. Levanté la vista; el panorama era desolador, el malogrado cuerpo a medio decapitar de la gallina continuaba inerte en el centro de la consulta; a mi lado un descamisado Gimeno con el tupé florecido en forraje hacía muecas con la boca mientras prospeccionaba con tesón su mandíbula, ajeno todavía al bermellón subrayado de su pómulo derecho que le acompañaría durante varios días. Fue Gimeno quien quebró el silencio:

—Daniel, no hagas planes para esta noche.

—Tranquilo, ya sé que tendré que quedarme recogiendo la consulta.

—¡Olvídate de la consulta! Ya pagaré un extra para que la limpien. Esta noche tú y yo nos vamos a ir a cenar a casa Jacobo. Sí, sí, a la competencia de la vieja esta, que se come mucho mejor y más barato. ¡Que yo hoy no me quedo sin comer *chiretas*!

Capítulo XV

La llegada del mes de mayo puso fin a un abril lluvioso en el que el sol no había sido capaz de hacerse hueco entre el espeso manto nuboso que monopolizó el cielo. El fin del letargo astral trajo consigo una metamorfosis en el paisaje pirenaico; el verde se convirtió en tendencia, inundando campos y colinas. Conjuntando con el amarillo de los brillantes campos de colza, y combinando estiloso con el blanco y rosa de las flores de almendros y manzanos. Las estrechas carreteras de montaña fueron engullidas por las flamantes hojas verdes de avellanos, robles y hayas que se entremezclaban formando hipnóticos túneles verdes, en los que la luz solo conseguía abrirse paso en finas razas que atravesaban como alfileres por la frondosa bóveda vegetal para rebotar contra el asfalto y hacerlo brillar. Las altas cumbres, enmascaradas e invisibles durante la larga borrasca, volvieron a aparecer fastuosas e inamovibles, bien cargadas de blanca nieve. Una nieve cremosa que comenzaba a derretirse nutriendo de agua cristalina los ríos de la comarca, que serpenteaban rebosantes en un *mayenco* azul turquesa, formando meandros en los que el agua se volvía verde escarlata y donde las truchas empezaban a saltar poniendo fin a su apatía invernal.

Sentado al calor de los guijarros observaba paciente al amparo de una junquera el comportamiento de los salmónidos, y dirigía las lanzadas de mi caña a las zonas del río que intuía con mayor actividad pesquera. Con el agua fría y los peces aún aletargados, la pesca no era tarea sencilla, por lo que aquella mañana del mes de mayo tuve que emplearme a fondo combinando técnicas y señuelos. Fue una cucharilla plateada de puntos rojos la que logró llamar la atención de una enorme trucha que salió centelleante de su refugio tras el brillante engaño. En cuestión de décimas de segundo el salmónido, con un aleteo expedito, recortó la distancia que le separaba del señuelo. Justo cuando abrió la boca decidido a engullir el engaño y la picada era inminente

Ring, Ring

el sonido del teléfono me distrajo penalizando el ritmo de recogida del señuelo. La cucharilla dejó de voltear con alegría sobre sí misma. La trucha, suspicaz, cerró la boca a escasos centímetros del engaño, dio media vuelta y se difuminó en el fondo del río.

Maldita sea

Derroqué la caña contra los juncos y contesté al teléfono. Requerían mi presencia en un cebadero de corderos. La placentera jornada de pesca había terminado.

Cojonudo

Mientras recogía con desgana los útiles e intentaba desenredar la maraña de nylon en la que se había convertido el carrete tras el golpe, miré la triste cesta de mimbre huérfana de peces y encontré un titular entrelazado entre la urdimbre de fibras de madera:

Daniel Castillo, el virtuoso pescador

Lo que me hizo pensar que:

Sería mejor dedicarse a la veterinaria

*

Benito Armentís me esperaba al abrigo de una higuera en la puerta de su explotación. El mono arremangado en sus extremos y la boina bailona denotaban la forzosa precocidad ganadera del joven, quien al verme forzó una sonrisa descubriendo unos incisivos alargados, carentes de simetría.

—Buenos días, Benito ¿Qué tal estás?

—Buenos días, señor Castillo. Pues la verdad es que no muy bien, señor Castillo. Ya sabe usted que yo soy nuevo en esto, por la tragedia que le pasó a mi tío...

Benito, huérfano de padres, se había criado con sus tíos Arturo y Herminia. Su tío se ganaba la vida regentando la explotación familiar de ovejas de rasa aragonesa, mientras que Herminia limpiaba hogares y atendía a personas dependientes, evitando siempre que le era posible, anudarse la soga de impuestos de la seguridad social. Benito, superado el luto precoz, vivía feliz con sus tíos y sus dos primos pequeños de cinco y siete años. Humilde y risueño, no tenía más aspiración que la de ser pastor igual que su tío, pero paradójicamente su sueño se tornó en pesadilla hacía apenas un año cuando su tío falleció trágicamente en un accidente de tractor. El repicar de las campanas a muerto en el entierro de su tío *le bautizó* precozmente como ganadero; no sería fácil, pensaba mientras observaba cómo el féretro de su tío se sumergía bajo la tierra en un viaje sin retorno, pero con la ayuda de su tía, que también era entendedora de los cuidados del ganado, estaba seguro de que podrían sacar adelante la explotación. Lo que no podía imaginar Benito es que *su comunión* como ganadero llegaría al día siguiente cuando acompañó a su tía Herminia a aviar al ganado. Después de atender a las ovejas recién paridas, Herminia se percató de la existencia de una pequeña apertura en el mallazo que delimitaba la explotación.

—Mira esa gatera, Benito, por ahí puede colarse cualquier alimaña, hay que cerrarla.

Benito observó cómo su tía se dirigía hacia el ligero ángulo que formaba la valla de metal con el suelo, y cuando llegó a la altura del mallazo.

Clac

Benito tomó por sorpresa la hostia de su *primera comunión.*

Clac

Su tía soltó un grito desgarrador.

Clac

Fue el sonido que profirieron los dientes oxidados del cepo al dentellear sin compasión el tobillo de Herminia que reventó en astillas. Aquella trampa mortal que su marido había colocado para dar caza a un raboso que merodeaba con nocturnidad en busca de la cena le seccionó involuntariamente la pierna a su mujer.

Clac, clac, clac

Aquel sonido que le arrebató el pie a su tía, y que aún retumbaba en su cabeza torturándole las entrañas en las noches más oscuras, le había obligado a *confirmarse* como ganadero con apenas dieciséis años, para poder sustentar a una familia con cuatro bocas que alimentar y sin apenas sustento, debido a la esmirriada pensión que le correspondía a su tía. Cuando se enteraron de lo ocurrido, Gimeno y Lana se volcaron con Benito, formando durante unos meses al joven ganadero y facilitándole todas las consultas sin coste alguno. Esa falta de experiencia hacía que las visitas a la explotación de Benito fueran en su mayoría apacibles y gratificantes: partos de fácil resolución, tratamiento de patologías básicas, lecciones de encalostramiento y otras cuestiones de manejo solían ser las acciones a realizar en la granja de un siempre sonriente y agradecido Benito, quien, sin embargo, en esta ocasión no hacía esfuerzo alguno por enmascarar su preocupación.

—Como bien sabe, no cuento con mucha experiencia en estas cuestiones, señor, pero ya van siete corderos los que se han muerto, señor, y otros tantos he separado en la enfermería, y esto no puede seguir así, porque ayer ya murieron dos y ya llamé a la señorita Lana y me dijo que pinchara con el antibiótico ese del bote azul a los enfermos, y que si no mejoraban le llamase a usted que estaría hoy de guardia, como dicen ustedes, y por eso le hice venir porque no le encuentro solución al problema, sino que este en vez de remitir ha aumentado, y a mí no se me pueden morir más corderos, porque necesito el dinero de vender los corderos para comprar pienso, porque si no tengo dinero para pienso las ovejas no podrán comer y si no pueden comer tendré que venderlas, o mandarlas al matadero que es aún peor, y mi tío que me mira desde arriba se defraudaría muy mucho porque no he sabido mantener su explotación que tanto quería, y la gente del pueblo que decía que yo no valía para esto tendría razón y...

Y Benito rompió a llorar. En un llanto profundo y descontrolado, en el que las lágrimas que manaban a borbotones acabaron por formar un pegajoso charco en el suelo de tierra. Un charco turbio y vacío en el que me adentré en busca de una solución.

Aquella noche no pegué ojo sumergido en aquel charco, donde las tinieblas de la oscuridad sirvieron de gélido sustrato a la marabunta de pensamientos en forma de hipótesis quiméricas, que para mi tormento siempre derivaban en la misma conclusión:

No tenía ni puta idea de por qué se morían esos corderos

Los animales que comenzaban a enfermar presentaban primero una ligera apatía, acompañada de un aumento de la temperatura corporal. Esta depresión iba en aumento a pesar del tratamiento con antipiréticos y antibioterapia. Hasta el punto de que algunos animales llegaban a presentar ictericia y hematuria, momento a partir del cual ningún animal superaba las doce horas de vida. Las necropsias confirmaban daño hepático y renal pero no despejaban cuál podía ser la causa de la enfermedad. Las hipótesis se entrelazaban en un devenir de diagnósticos teóricos que acababan confluyendo que, en definitiva:

No tenía ni puta idea de por qué se morían esos corderos

A pesar de ser domingo, Lana me acompañó en la visita de la mañana siguiente. Benito nos recibió agarrando por el corvejón los cadáveres fríos y acartonados de los cinco corderos que habían muerto aquella noche. Realizamos las necropsias entre un fuerte hedor a muerte, las recurrentes lágrimas de Benito y moscas, muchas moscas. Los resultados en poco difirieron a los de la de la mañana anterior. Volvimos a coger muestras de sangre y de los órganos afectados, conscientes de que no podíamos permitirnos esperar a la llegada de los resultados laboratoriales para dar con la solución al problema. La exploración de los animales enfermos tampoco trajo grandes avances, salvo la constatación de que los tratamientos aplicados no habían dado ningún resultado; nos encontrábamos en el mismo punto de partida que el día anterior con más bajas, más enfermos y menos tiempo para dar con la solución al problema. Cuando Lana dejó de auscultar al último de los corderos enfermos, los dos veterinarios nos quedamos observando cómo este se alejaba contoneándose en un andar zigzagueante hasta integrarse con torpeza con el resto del rebaño.

—Si te das cuenta, las bajas sólo se dan en los corderos que están en el cebadero; ovejas, corderos lactantes e incluso las corderas de recría con la misma edad y peso que los enfermos no se están viendo afectados. Por lo que la causa debe de estar exclusivamente aquí, en la zona de cebo —razonó.

—La hematuria y la ictericia indican daño renal y hepático, por lo que tenemos que encontrar algún patógeno que provoque daños en hígado y riñón.

—No sólo eso —me corrigió— puede haber otros agentes como metales o alcaloides que pueden ser tóxicos para los corderos.

—Eso explicaría que los enfermos no hayan respondido al tratamiento con antibioterapia...

—Podría ser, pero también podría tratarse de un problema vírico o parasitario, o incluso alguna bacteria resistente a los antibióticos. Hay tantas opciones... — Lana se tomó un tiempo para reflexionar— Hagamos una cosa —prosiguió—. Vamos a revisar toda la nave, tengo la sensación de que hay algo que se nos está pasando por alto.

La explotación consistía en una nave alta y rectangular, atravesada por un pasillo longitudinal que separaba, a derecha e izquierda, la zona de cebo con los corderos de engorde y la zona de nodrizas donde se alojaban las ovejas y los corderos recién nacidos. La zona de cebo estaba a su vez dividida en ocho corrales delimitados por cletas metálicas donde los animales se separaban por edad y peso. Coincidimos en empezar a revisar la zona de cebo, que era donde se encontraba el problema.

—Yo me encargaré de los corrales uno, dos, tres, cinco y siete. Revisa tú el resto.

—¿No será mejor que revises tú los cuatro primeros y yo los cuatro últimos?

—No.

Comencé por tanto la inspección del corral número cuatro, con conclusiones desquiciantes:

Pajero

Lleno de paja voluptuosa y abundante ¿Qué esperaba?

Comedero

Repleto de pienso granulado, un pienso que me eché a la boca en un patético intento de dirimir algún matiz del insulso sabor a cereal crudo

Bebedero

Su agua cristalina me sirvió para enjuagar mi boca y ver reflejado mi rostro desubicado

Ventanas

Las empecé a considerar como única vía de escape a aquel problema

Suelo

Empantanado, como mis ideas

Corrientes de aire

Sirvieron para confirmar la evidencia de que no sabía por dónde me venía el viento

La inspección de los corrales seis y ocho tuvo el mismo resultado:

Nada

Me sentía impotente. Miré a Lana, quien parecía que se negaba a rendirse, y revisaba con empeño los sinfines que nutrían al comedero del corral de al lado.

Nada

El que no ocultaba su creciente preocupación era Benito; el joven nos miraba desde el pasillo con el rostro desencajado y los ojos rojos. La sombra del fracaso empezó a embadurnarlo todo. Mi ineptitud iba a provocar el cierre de esa explotación, lo que supondría la ruina de Benito y su familia. Volví a mirar al joven intentando excusarme, pedirle perdón, pero no fui capaz de aguantar la mirada de esos aniñados ojos vidriosos y miré al suelo, a mis botas que se hundían en el marrón de la cama pastosa de heces y paja, en aquel charco de fracaso en el que me había hundido arrastrando conmigo a Benito y su familia. Ellos no lo merecían, ellos no, yo era el único que merecía estar en ese movedizo lecho marrón, en ese suelo empantanado del que vi brotar algo que llamó mi atención. Me agaché, parecía un papel. Tiré del extremo visible y lo desenterré del pantano de fango. Quité la pastosa suciedad que cubría aquel arcano papiro y comprobé que se trataba de una etiqueta de pienso. No sabía la razón, pero cuando leí el titular emborronado supuse que aquel hallazgo podía resultarnos de interés.

Pienso de arranque para lechones

Lana leía con detenimiento el contenido de la etiqueta mientras se mordía una uña. Su grado de concentración se veía reflejado en el aumento de volumen de la vena que surcaba su frente y ni si quiera la mosca que la rondaba atraída por el sudor de su sien podía distraerla del análisis profuso. Cuando terminó la segunda lectura, liberó el dedo aprisionado por sus incisivos, cogió del bolsillo de su mono un bolígrafo y marcó con determinación algo de la etiqueta.

—Dime, Benito, ¿es posible que tus corderos estén comiendo este pienso?

El joven leyó la etiqueta.

—Lechones, ¿esto es para cerdos, verdad?

Lana asintió.

—Pues no lo creo, señorita Lana, yo siempre pido el pienso para corderos de cebo como me recomendaron ustedes, pero lo podemos averiguar rápidamente; ahí tengo los sacos con los que nutro al silo que va a las comederas del cebadero.

La vergüenza en el rostro de Benito contrastó con la alegría desmesurada que brotó en el semblante de Lana cuando comprobamos que el pienso que estaban comiendo los animales era un pienso para lechones. Al parecer, el transportista se había equivocado y había intercambiado el pedido del pienso de Benito por el de la explotación vecina de cerdos sin que ninguno de los ganaderos se percatara. Lana le explicó a Benito —que no paraba de flagelarse lingüísticamente— que ese pienso de lechones que estaban consumiendo sus corderos tenía —y señaló la marca a bolígrafo de la etiqueta— un alto contenido en cobre. Metal que, en dosis elevadas, resultaba tóxico en corderos provocando daños en hígado y riñón.

—¿Se morirán entonces todos los corderos, verdad?

Benito no esperó respuesta. Comenzó a maldecir su existencia, comparó su coeficiente intelectual con el de un pollino y de rodillas le suplicó a Dios que se lo llevase a él en vez de a sus pobres corderos, que no tenían culpa alguna de su dichosa ineptitud superlativa. Pero el drama desmesurado tornó en un agradecimiento desproporcionado con besos, lágrimas y abrazos cuando Lana le informó de que con la retirada del pienso y un tratamiento con Molibdeno sería suficiente para que no se murieran más corderos.

Me senté en la furgoneta tremendamente liberado. Con las manos en el volante resoplé un orondo penacho de alivio, que se diluyó en el cargado ambiente a ovino que flotaba dentro del vehículo proveniente de nuestros pringosos cuerpos. A mi lado Lana, que también parecía aliviada, contenía una sonrisa en su rictus. Le agradecí la ayuda.

—No tienes por qué dármelas; además fuiste tú el que descubrió la etiqueta.

—Sí, pero jamás habría sabido que el cobre era el responsable de la intoxicación.

—Eso es lo de menos, lo que te tiene que quedar claro es que en esta profesión hay que fijarse en todos los detalles; nuestros pacientes no hablan, por lo que es de vital importancia recopilar la mayor información posible. ¡Y en estos casos cuatro ojos siempre ven más que dos!

—De verdad, Lana, muchas gracias.

—¡Que no me des las gracias! Además, os debía una a ti y a Gimeno después de lo de Felipona —y señaló entre risas mi pómulo todavía amoratado que

¡Aún dolía!

Capítulo XVI

Deambulaba sin rumbo, estupefacto, sin dar crédito a lo que veían mis ojos. El polvo levantado por mis botas se sumaba a la arcillosa nube de calima que emborronaba el ambiente. Olía a muerte y el silencio solo era quebrado por la seca respiración de la agonía. Los cuerpos inertes se esparcían por el suelo y las vísceras estaban ya impregnadas de verdes moscas. Hacía calor y el sol no encontraba resistencia, salvo la de las siluetas de los primeros buitres cuyas sombras se cernían en movimiento circular sobre nosotros.

—¿Qué hacemos, Castillo?

—Lo mejor será sacrificar las ovejas en peor estado. Todas las que tengan las vísceras fuera márquelas con una cruz roja, mientras voy a la furgoneta a por el eutanásico. Una vez hayamos acabado con su sufrimiento, intentaremos salvar al resto.

Al volver del coche conté más de quince ovejas con una cruz roja. La primera me esperaba con la cara completamente despellejada. Los músculos y tendones del rostro al descubierto desprendían un amargo escozor, y el ojo desnudo y huérfano en su cuenca suplicaba auxilio. Intenté sobreponer la piel que colgaba de la quijada para valorar la viabilidad de una reconstrucción. Joaquín, seco como el ambiente, me leyó las intenciones:

—No pierda el tiempo, Castillo —y con la punta de la bota levantó la pata derecha de la oveja provocando un crepitar grimoso de un fémur completamente astillado que sentenció al pobre animal.

Sacrificamos al resto de animales marcados sin mediar palabra. Con excepción de una borrega ojalada que si bien tenía el vientre perforado y el contenido ruminal gorgoteaba espumoso al exterior, desprendía una vitalidad a mi entender incompatible con la muerte. Por lo que desoyendo las palabras de Joaquín, que se decantaba por sacrificar al animal para evitar su sufrimiento, me cuadré:

—Aquí el veterinario soy yo, si no, no haberme llamado.

Y le hice tumbar a la joven cordera sobre el suelo polvoriento. Con unas tijeras corté la lana del vientre próxima a la herida, de la que no paraban de manar burbujas de un líquido verdoso con olor a metal. Se trataba de una perforación ruminal. Metí dos dedos en la herida y rebusqué por las distintas capas de músculo perforadas hasta introducir mi dedo en el interior del rumen. Una vez noté el contacto de la yema de mi dedo con las papilas ruminales, tiré de ellas para exteriorizar la panza, que salió por encima de la piel del animal como un globo de color perla. Clampé entonces la abertura del rumen con un mosquito y me aseguré de que ese era el único punto que estaba perforado. Utilicé seda absorbible para suturar con la técnica reinvertida el rumen, y una vez cerrada la herida limpié con suero fisiológico y antibiótico todo ese globo perlado que era la panza, para después volver a introducirla con la ayuda de mis dedos hacia dentro de la cavidad abdominal. Cuando le di el último punto a la piel, Joaquín vaticinó:

—No se va a salvar, Castillo, pero si lo hace le invitaré a comer.

Invertimos el resto de la mañana en suturar músculo y grapar cuero, entablillar hueso y derrochar analgésicos, para, en el caso de no poder sortear la muerte, esquivar al menos el sufrimiento que conlleva. Cuando terminamos, la fatiga y el calor empezaron a hacer estragos; noté cómo el sudor que manaba de mi piel había servido de pegajosos sustento para que el polvo que cubría el ambiente rebozara mi cuerpo que tomó una arcillosa tonalidad anaranjada sobre la que se posaban las moscas.

Necesitaba agua

Joaquín pareció leerme el pensamiento.

—Vamos a la caseta, allí podremos beber y comer algo —y tras excretar una arcada similar al croar de un batracio, escupió un pastoso esputo color hollín—, hace un calor horrible.

Una vez en el modesto tabuco que hacía las veces de vestuario, botiquín y cenador, y tras hacer cuenta, sin objeción alguna, de una jarra de agua tibia que Joaquín había dispuesto junto con dos vasos tapizados en cal sobre la carcomida mesa de madera. Escruté a mi interlocutor. De su rostro rectangular delimitado en ángulos rectos sobresalían unas prominentes cejas zainas y cresposas, que jugaban a abrazarse a la altura del entrecejo. El vello capilar, áspero y rizado como el de sus cejas, dejaba entrever el blanco de las canas, un pelo duro y rizado que por su color y aspereza parecía más propio de una vieja alimaña que de una persona. En definitiva, Joaquín tenía un aspecto serio, casi primitivo, propio de una persona en la que sátira e ironía no tenían cabida. Por lo que sus palabras parecían del todo verídicas. Aun así, pregunté de nuevo:

—¿Está usted seguro?

—Completamente, no tengo ninguna duda. Las huellas, las heridas, esa forma de matar por puro placer...— tomó aire y resopló profundamente sacando todo el polvo que había cuajado sobre su bigote frondoso, para después hacer una pausa, consciente de la relevancia que suponían sus próximas palabras:

—Sólo ha podido ser el lobo.

Hacía años desde el último ataque de lobo en la zona. Desde que llegué al Pirineo ya había asistido a dos ataques, de menor gravedad, a rebaños de ovejas. Escabechinas que en un primer momento fueron atribuidas al lobo, pero que acabaron siendo obra de perros asilvestrados, por lo que me pareció más probable este hecho a que un lobo anduviera suelto por la comarca sin que lo hubiera avistado nadie antes.

—Que no, Castillo, que llevo muchos años en esto y sé distinguir un ataque de lobo —esputó elevando la voz al unísono con sus manos gigantescas.

Joaquín acaba de perder más de treinta ovejas, y tenía otras tantas heridas que probablemente compartirían trayecto con las primeras en el contenedor de cadáveres. Pérdidas a las que habría que sumar los abortos, que con certeza se irían sucediendo a lo largo de los días a consecuencia del estrés del ataque, por lo que no consideré oportuno iniciar un debate sobre icnología.

—De todas formas, Castillo, pronto saldremos de dudas, esa maldita alimaña volverá a atacar, y esta vez —concluyó mirándome con unos ojos que chisporroteaban ira.

—El cazador será cazado.

Y una mueca sórdida brotó de su boca tras recorrer su cuello entroncado con el dedo índice.

*

A la mañana siguiente fui recibido por una pareja de buitres que se encontraba amagada en lo alto de las margas que servían de frontera natural en la cara norte de la explotación, sabedores de que el opulento festín que se dieron el día anterior probablemente no hubiera acabado. Su figura macilenta y su mirada caliginosa me hicieron presagiar el panorama funesto que probablemente iba a volver a encontrarme.

Tragué saliva.

Cuando me cambié de ropa, Joaquín, taciturno e inexpresivo, me hizo pasar dentro de la nave, que consistía en un pequeño aprisco de piedra que se utilizaba como nave de partos. Salvo esa instalación, las ovejas se criaban a la antigua usanza, completamente en extensivo.

—He decidido dejarlas aquí para que estén resguardadas del calor y de los buitres —comentó mientras desataba el nudo de pita que ataba la castigada puerta de madera—, no me fío de esas carroñeras.

Y tenía razón en no fiarse; los buitres, en un disparate demográfico y faltos de comida, aun siendo aves necrófagas, se estaban viendo obligados a atacar a animales enfermos o recién paridos en busca de alimento.

—Bueno ¿Cómo van los animales, ha habido muchas más bajas?

—Bajas, de momento ninguna.

PUM

Con un golpe de hombro, que hizo temblar las paredes del aprisco, Joaquín liberó la puerta de su cerco.

—Lo malo es que al final le tendré que invitar a comer —dijo cuando traspasamos el umbral de la puerta y señaló a la borrega de la perforación, que yacía rumiando alegremente en una esquina del corral.

Para mi sorpresa, no hubo que sumar ninguna baja al parte de decesos del día anterior, y las ovejas heridas se encontraban en muy buen estado. Hicimos las curas pertinentes y decidimos amputar la mano izquierda de una oveja febril cuya herida, a la altura de la caña, presentaba un pastoso color verdoso que parecía avanzar sin control por toda la extremidad. Cuando salimos del aprisco los buitres, que seguían impasivos en lo alto del talud, giraron sus cuellos retorcidos, deseosos de que nuestra presencia les fuera a suministrar más carne fresca con la que poder llenar el buche. Les desafié con la mirada.

Hoy no vais a tener suerte

Joaquín pareció interpretar como yo las intenciones de las carroñeras y, sin pensárselo dos veces, cogió un canto del tamaño de una naranja y se lo lanzó con una potencia y precisión fascinantes, pues aun estando a casi cien metros de distancia la piedra impactó a escasos metros por debajo de las necrófagas, soltando una nube de grava que las hizo emprender un torpe vuelo de huida, con el que hicieron rodar con estrépito un dominó de guijarros ladera abajo. El sonoro desprendimiento puso en alerta al alterado rebaño de ovejas que, temeroso ante la posibilidad de un nuevo ataque, comenzó a correr en una descontrolada estampida de lana. Las ovejas balaban, los perros ladraban y Joaquín chistaba agudos silbidos intentando calmar al rebaño, que pasó sobre nosotros levantando una densa nube de polvo rojizo, que apenas dejaba ver nada más allá de aquella espesa cortina de tierra que monopolizó el cielo. Aquel polvo con sabor a muerte se coló hasta mis bronquios y me hizo toser. Tosí sin fuerza, en afonía, pero al expulsar el aire de mis pulmones se levantó todo el polvo que se había posado en mis vías respiratorias, y la tos fue a más. Comencé a toser con fuerza, y cada vez que expulsaba aire notaba cómo un torbellino de polvo afloraba en mi garganta y me hacía toser con más y más celeridad. Cada vez que tosía mi cuerpo se doblaba cómo un folio por la mitad. Las lágrimas brotaron de mis ojos, que parecían dispuestos a salir disparados de sus órbitas debido a la presión. Seguí tosiendo incapaz de contener ese ciclón de aire y polvo que arrasaba mi cuerpo y me impedía respirar. Hinchaba mi pecho intentando coger aire, pero este estaba tan contaminado que al respirarlo volvía a esputarlo en arcadas agónicas. Las lágrimas habían aflorado de tal manera que no veía nada, y empecé a sentir cómo mi cuerpo empezaba a levitar deseoso de oxígeno sobre aquella nube de polvo, mientras mi vida se iba flotando en su denso interior. Cuando todo se estaba oscureciendo y mis fuerzas se desvanecían en aquel remolino color ocre que no paraba de girar y girar engullendo cualquier atisbo de vida que se le pusiera por delante, noté cómo los brazos ásperos de Joaquín me rodearon anclándome a la tierra. Sentí entonces una fuerte presión en el pecho que me hizo expulsar un pastoso esputo de color negro, mientras esos fornidos brazos me sacaban de aquel infierno de tierra y barro arrastrándome hasta un lugar donde la vida se abría paso a través del lienzo del cielo azul. Allí mis retorcidos pulmones consiguieron llenarse de un aire limpio y fresco, y después de expulsar con una arcada sin esfuerzo el desayuno, el aire volvió a entrar en mi cuerpo. Poco a poco recuperé la visión y la tenencia de mi cuerpo. Una baba colgaba de la comisura de mis labios y en mi boca pastosa se juntaban el sabor a barro y bilis.

Necesitaba agua

El frescor de la cerveza, que contrastaba positivamente con la tibieza del agua del día anterior, acabó por recuperarme, depurando mi cuerpo pulverulento por completo. El estado anímico de Joaquín, aunque siempre seco, también contrastaba en mejoría con el de ayer.

—Pues si le parece, Castillo, este fin de semana podemos ir a comer al Mesón del Pirineo; hacen una carne a la brasa espectacular ¿Ha estado alguna vez?

—He oído hablar muy bien de ese restaurante, aunque no he tenido el gusto de ir todavía. Pero de verdad que no hace falta que me invite a comer, yo tan sólo he hecho mi trabajo. Además, alguna de las ovejas heridas aún puede empeorar, incluyendo la borrega.

—No diga usted tonterías; los dos sabemos que esas ovejas están todas salvadas. Todas las heridas quitando la que hemos amputado, tienen muy buen aspecto, y lo más sorprendente es que no había ni un solo gusano.

—Sí, hicimos bien en desparasitarlas, pero deberá estar pendiente de ver cómo evolucionan las heridas.

—No se preocupe por eso, que estaré atento. ¿El sábado le va bien entonces?

—Bueno, si insiste no le voy a decir que no, pero de verdad que no es necesario...

—Castillo, que una apuesta es una apuesta, además, no es lo único en lo que tenía usted razón.

Y sin mediar palabra se levantó de su asiento y fue hacia la esquina del cuartucho. Allí, debajo de la encimera, señaló una manta harapienta de color rojo que cubría un bulto. Cuando la destapó tuve que contener una arcada. El motivo fue ver reflejado mi rostro en los cristalinos ojos inertes de un perro asalvajado que yacía tieso con la boca abierta y la lengua azul.

—Ya le dije yo que el cazador sería cazado.

Capítulo XVII

Pesadilla falleció el cinco de septiembre de aquel año; la rueda delantera izquierda de un camión de reparto le arrebató la vida. Yo me encontraba en mi despacho, pero supongo que si hubiera estado en lo alto del campanario también habría escuchado los desgarradores gritos de Lana. Esa misma mañana, para mi sorpresa, Gimeno declaró cinco días de luto en el gabinete:

—¿Estamos locos? Pero si era un maldito gato con malas pulgas. El que se cargó a la gallina de Felipona, ¿o es que ya no recuerdas la paliza que nos metió la vieja por su culpa?

Gimeno en un intento de esquivar mi mirada aparentó ordenar el ala oeste de la mesa de su despacho, aquella en la que la anarquía imploraba a sus anchas en un filandón de papeles, revistas, libros y tazas usadas de café. Ambos sabíamos que, por mucho que intentara ordenarla, la entropía volvería a desparramar aquellos objetos de manera caótica por el tablero de caoba. Pero era todo una farsa, Gimeno lo único que hacía era ganar tiempo para engranar de la mejor manera posible la primicia que venía a continuación.

—Ya sé que solo era un gato, Daniel, y te mentiría si te dijera que una parte de mí no se haya alegrado de su muerte, ¿quién te crees que se encargaba de cuidarlo cuando Lana se iba de vacaciones antes de tu llegada? Pero no lo hacemos por él, lo hacemos por Lana, ese gato lo era todo para ella y temo que ahora pueda caer en depresión, así que te lo pido por favor, ten un poco de empatía —y colocándose el tupé me dedicó una de sus sonrisas cautivadoras.

—Está bien, está bien —cedí— ¿y en qué consisten exactamente los cinco días de luto?

—Bueno, ya sabes, vanidades como evitar vestir con colores alegres, esquivar los bares o cualquier lugar de ocio y divertimento —tomó aliento—, poner música en el despacho o en la consulta, publicar en las redes sociales, salvo un mensaje de cariño hacia Pesadilla, que eso —puntualizó— estaría muy bien que lo hicieras.

Según iba enumerando, Gimeno aumentaba la velocidad con la que recogía la mesa, y visto que no parecía con intención de cesar de dictaminar dogmas hasta que la mesa quedara impoluta, circunstancia lejana a corto plazo, le interrumpí:

—Vale, vale, me ha quedado claro el concepto. ¿Hay alguna otra cosa que quede pendiente por hacer hoy?

Gimeno evitó mirarme y se fue directo a ordenar las petrificadas tazas de café que reposaban en el vértice de la mesa desde el pleistoceno; de hecho, una de ellas presentaba tal grado de ligazón con la mesa por los restos alquitranosos del café, que Gimeno tuvo que precisar de las dos manos para liberarla tras un sonoro crujido. Cuando por fin logró desincrustarla claudicó:

—Nada más, Daniel, tomate la tarde libre hasta el entierro, que será a las siete.

—¿ENTIERRO? ¿De verdad vamos a hacer un entierro por ese maldito gato?

El entierro tuvo lugar en el jardín del gabinete esa misma tarde. Un montículo de tierra árida precedía al irregular nicho cavado a los pies del viejo abedul que daba sombra a una especie de atril improvisado con un tronco de pino y una losa de mármol. A su lado, el féretro de madera contrachapada reposaba elevado sobre el capó oxidado del tractor que yacía en el jardín. Hacia el atril confluían longitudinalmente cuatro hileras de sillas, que se habían dispuesto para la ocasión, y que para mi sorpresa habían resultado escasas debido a la gran afluencia de público que acudió al acto. Octavio Solanilla custodiado por Musa e Ibrahim, Richard y su sombrero, Grueso y Arturo se entremezclaron con una retahíla de amigos, familiares y clientes del consultorio, todos, supuse, movidos por el afecto que le tenían a Lana, porque era imposible que nadie tuviera cariño a ese maldito gato. A quien no vi entre los asistentes— afortunadamente— fue a Felipona, quien, según llegó a mis oídos más tarde, había invitado a una ronda a todos los clientes de su taberna cuando se enteró de que Pesadilla había fallecido. Antes de comenzar el acto tuve que entrar al gabinete a buscar una silla más para Herminia Armentís, quien, a pesar de carecer del pie derecho, rehusaba el uso de la silla de ruedas y se movía siempre con muletas.

—Muchas gracias, hermoso —dijo después de que encajara la silla en el único hueco libre del sol estival que calentaba la tarde con descaro—. Lana y tú resolvisteis el problema de nuestros corderos; si no llega a ser por vuestra ayuda no sé qué habría sido de nosotros.

Gimeno, encintado en un elegante traje italiano de color negro, comenzó la ceremonia al impulso de una fuerte racha de viento, que aparte de alborotar faldas y despeinar melenas ayudó a acallar a la multitud. En su presentación no escatimó en elogios desmesurados hacia el felino, equiparándolo con un mártir de cuatro patas.

—Recuerdo, como si de ayer mismo se tratara, aquella mañana en la que nuestra querida amiga Lana entró en el consultorio con esa bolita de pelo negro que cambiaría la vida tanto de los trabajadores como de los clientes del consultorio...

Noqueado ante el desproporcionado discurso de Gimeno, recorrí las caras de los eventuales parroquianos en busca de una mirada de complicidad. Ibrahim que se encontraba de pie al lado de la silla que ocupaba su patrón en un lateral de la grada, al ver mi perplejo rostro en ebullición, me hizo un gesto de apaciguamiento sonriendo con esa blanca dentadura desdentada, que contrastaba con el opaco color de su piel, con la que me decía que estuviera tranquilo, que todo este sinsentido tenía todo el sentido para Lana. Obedeciendo el consejo, espiré mi incredulidad, y al mirar al cielo en busca de consuelo observé cómo el azul estival que coloreaba el firmamento empezaba a cubrirse de voluptuosas nubes blancas que se entrelazaban entre ellas tomando un tono plomizo, formando un titular.

Se avecina tormenta

Gimeno, ajeno al viraje de las condiciones climatológicas, continuaba su discurso:

—Y hasta aquí tu paso por este nuestro impredecible mundo, en el que a diario la vida se abraza con la muerte, las lágrimas coquetean con las sonrisas y nosotros nos bamboleamos ajenos a nuestro devenir al son que el destino nos tiene reservado.

Quisiera darte las gracias, Pesadilla, por compartir este viaje que es la vida con ...

Gimeno, ve terminando que nos vamos a empapar

Pero Gimeno tenía cuerda para rato.

—...con todos nosotros, y en especial con mi gran amiga Lana, sirviéndole de faro en los días grises y...

Por aquel entonces ninguno de los presentes era ajeno al devenir meteorológico al que nos exponíamos, y un murmullo de inquietud empezó a recorrer el jardín impulsado por el fuerte viento que empezaba a dejar un premonitorio olor a tierra mojada en el ambiente. Lana y Sophie, sentadas ambas en primera fila, empezaron a hacer señas a Gimeno para que finalizara el acto. Pero este seguía obcecado en finalizar su discurso tan meticulosamente preparado.

—...de faro en los días grises y de vela con la que poder impulsarse en los días de viento

Días de viento como este. Gimeno, ve
terminando que nos vamos a empapar

El viento soplaba cada vez con más y más fuerza, en un acelerón incansable que provocó que una de las ramas del viejo abedul, al no aguantar sus embestidas crujiera y se desplomara a los pies de Gimeno. Fue entonces cuando, por fin, Gimeno miró hacia el cielo negro tizón, y pareció percatarse del monzónico devenir que nos aguardaba si seguíamos allí sentados. Pero, para sorpresa de todos los allí presentes, en vez de finalizar el acto mi jefe se agarró con sus manos al atril y retando a Zeus prosiguió:

—Y no quería acabar este acto sin antes mencionar....

Pero no hubo mención alguna. Un rayo punzante iluminó en azul eléctrico los rostros de terror de los allí presentes en su recorrido hasta impactar con el pararrayos situado en la chimenea del gabinete. Su eco orondo retumbó entre los corazones de todos los asistentes, que empezaron a gritar y a huir despavoridos, al tiempo que el cielo empezó a descargar con furia una fuerte granizada cuyos impactos resonaban agudos

Clinc, clinc, clinc

al impactar contra el suelo. Gimeno se apresuró entonces a recoger el ataúd, consciente de que el contrachapado de la cubierta no resistiría la dureza de los granizos, que parecían nueces disparadas de un nogal encolerizado. Con la intención de ayudarle, corrí a su encuentro zigzagueando entre el gentío, esquivando las sillas que volaban aupadas por el griterío generalizado. Gritos, piedras de hielo y una marabunta de zancadas sobre el barro flamante. Cuando íbamos en dirección al tractor para interceptar el féretro, un cuerpo anónimo en busca de cobijo chocó con el parachoques del tractor haciendo rodar el ataúd por el suelo encharcado. La cubierta ornamental no resistió el vaivén, dejando al descubierto la estampa tétrica del cadáver de Pesadilla, que sólo de verla me produjo una arcada. El gato había sido atropellado por el dorso— la marca del derrape del neumático daba cuenta de ello— y el impacto, aparte de reventar por completo el vientre del felino en una bechamel de intestinos, había implosionado sus ojos y su lengua que colgaban del cráneo de manera grotesca. El aspecto era siniestro y, para más inri, en ese momento las piedras de granizo se estaban cebando con el cuerpo mutilado, magnificando la escena.

—¡GIMENO! —grité desgarrando mi garganta al ver cómo Lana se apresuraba hacia nosotros, consciente de que como nuestra compañera viese el cuerpo desmembrado acabaría por derrumbarse.

—¡GIMENO! —volví a gritar ante la inactividad de mi jefe, que estaba plantado delante del cadáver.

Gimeno estaba calado por completo. Se encontraba petrificado ante la grotesca escena del crimen, con el tupé convertido en una maraña de pelo amarillo que dejaba filtrar el agua de la cabeza en un chorrero hacia su frente.

—¡GIMEEEEENOOOOO!

Alertado por mis gritos, miró aterrorizado cómo Lana corría encorvada para amortiguar los impactos de las piedras hacia nuestra posición. Abrió la boca como único movimiento capaz de articular. El tiempo pareció detenerse, pero Lana continuaba avanzando y se encontraba cada vez más cerca. Mientras tanto Gimeno seguía inmóvil, a la vez que la vida parecía escurrírsele por un penacho de vapor que comenzó a brotar de su boca que continuaba abierta.

—¡GIMEEEEENOOOOO!

Y entonces Gimeno se despertó del letargo. Cerró la boca, y creo que también los ojos, al tiempo que levantó su pie derecho de la hierba encharcada, para propiciar con la punta embetunada de su mocasín un certero puntapié al cadáver del felino, que voló unos cinco metros para aterrizar sin estilo, con la cabeza por delante y las tripas a remolque, dentro del nicho. Encasquetado el muerto, Gimeno se dirigió hacia Lana para detenerla con un fuerte abrazo. Situación que aproveché para asomarme hasta el nicho y contemplar por última vez el desfigurado cuerpo del gato, antes de verter sobre él la tierra apelmazada en el montículo, enterrando, por fin, aquella pesadilla.

Capítulo XVIII

El luto de Lana ni mucho menos claudicó tras el entierro. Durante las semanas siguientes, Lana deambuló como alma en pena, ensimismada en su desgracia sin mostrar emoción alguna más allá de la tristeza con la que impregnaba todo a su alrededor. Su carácter, ya de por sí salvaje e impulsivo, se agrió de forma superlativa haciendo de la convivencia en el gabinete un acto inconciliable. Lana pasaba horas encerrada en el laboratorio, sin mediar palabra, rechazando automáticamente invitaciones a tomar una, dos, tres o cinco cervezas, o a acompañarnos en cualquier visita. Apenas hablaba, y cuando lo hacía parecía vomitar todo el dolor que llevaba inmerso en lo más profundo de sus entrañas. Ya fuese hacia nosotros.

—¿Quién cojones ha dejado un bisturí sin lavar en el fregadero? O hacia los clientes de la clínica.

—Claro que su perro tiene pulgas; si lo hubiera desparasitado siguiendo la jodida pauta que tiene marcada en su cartilla, no las tendría.

La situación era crítica, los clientes dejaron de acudir a la consulta, y algunos ganaderos empezaron a quejarse a Gimeno sobre la actitud de *la Lana*. Aunque fuera cierto, a ningún ganadero le gustaba escuchar que:

—Sus corderos no tendrían diarrea si en vez de tener su culo seboso postrado en el taburete del bar se dedicara a limpiar la cuadra antes de cada paridera.

Yo era consciente de la situación. Pero aun así, no era partidario de la solución propuesta por Gimeno durante la reunión de matute que él mismo convocó de urgencia a las seis y media de la mañana en su despacho del gabinete, después de que la tarde anterior Lana se negase a amputar el rabo a un perro de caza, alegándole a su dueño, conocido mujeriego, que el rabo habría que amputárselo a él, como único tratamiento paliativo a sus deslices extramatrimoniales.

—Ya sé que estamos bajando la facturación, pero ahora mismo no puedo dedicarme a acompañar a Lana a sanear todos los rebaños de ovejas y abrir la consulta. Estoy inmerso en el proyecto *Pirenaicum*; esta semana voy a empezar con las inseminaciones en tres granjas y tengo programadas cuatro vacunaciones en los cebaderos del Pueyo de Araguás.

—Mira, haremos una cosa, Daniel —dijo bajando el tono, dejando entrever una preocupación real porque Lana pudiera escucharnos desde su casa—, yo me ocuparé de las inseminaciones, y tú la acompañarás en los saneamientos de ovejas. En lo relativo a la consulta —prosiguió escudriñando la calle desértica, demostrando que el verdadero temor que tenía era a que la furgoneta de Lana apareciera quebrando la oscuridad de la noche y tuviera que darle explicaciones de qué hacíamos a esas horas en el gabinete— le diremos que se coja las tardes libres; yo mismo le explicaré que está un poco alterada y que prefiero que se relaje, que salga a pasear, se centre en el huerto y las gallinas...

—Sabes que Lana no se lo va a tomar nada bien, ¿verdad?

—Estas cosas hay que decirlas con tacto, Daniel. Según trascurren, los años van dejando en algunas personas un poso de experiencia y madurez que permite trabajar las formas y el lenguaje con el que se realizan ciertas críticas, de forma que el interlocutor lo asimile desde un punto de vista constructivo. Está claro que tú —prosiguió sin apartar la vista de la ventana— eres muy joven aún para afrontar este tipo de conversaciones, pero tranquilo, todo te llegará.

Gimeno Margallo y el noble arte de la oratoria

—¿Y no sería más fácil regalarle otro maldito gato? Con un poco de suerte, eligiéndolo bien, no será un demonio como el anterior.

—No te creas que no lo he pensado, pero, entre tú y yo, y espero que esto no salga de aquí, creo que a Lana le pasa algo más. Por mucho cariño que tuviese a Pesadilla no es normal su comportamiento. Creo que se nos está escapando algo, si te das cuenta...

Un repentino haz de luz expulsó a Gimeno de su reflexión, acaparando toda su atención. Gimeno se volvió hacia la ventana y escudriñó achinando desproporcionadamente los ojos el vehículo que con su luz rompía la negra silueta de la colina ubicada enfrente del gabinete. Ambos sabíamos que por ella transcurría la carretera que llevaba a la pedanía donde residía Lana. Intenté quitarle importancia:

—Tranquilo, Gimeno, puede ser el coche de cualquier empleado del matadero, o del panadero, a estas horas empiezan la jornada.

Pero Gimeno no se fiaba, y ajustando su cara contra el cristal de la ventana, no apartó la vista de la luz que serpenteaba a la altura de la base de la colina.

—Venga, Gimeno, no te...

—Mierda, mierda, mierda ¡ES LA FURGONETA DE LANA! ¡DE LANA! ¿Qué narices hace viniendo a estas horas por aquí?

—No tengo ni idea, se habrá desvelado, pero ¿qué mejor oportunidad que esta, para hacer valer tu poso de experiencia y madurez y comentarle a Lana las medidas que vas a tomar, para que las asimile desde un punto de vista constructivo? —pregunté saboreando cada palabra, al ver el estado de alteración de mi jefe.

Gimeno apartó por fin su cara del cristal, dejando las huellas de su rostro estampadas en el vidrio.

—Eso es, Daniel —dijo retocando su tupé y alisando su frente enrojecida por el contacto con el cristal—. Ahora verás cómo se afronta una conversación con madurez y responsabilidad. Espero que por lo menos aprendas algo.

Los dos veterinarios esperamos meciéndonos en el silencio del alba que se había instaurado en el despacho, hasta que el sonido de la llave bailando con la cerradura, precedido del crujir de la madera, acompasado con el chirrido de las bisagras deseosas de engrasarse, anunció la llegada de Lana al Gabinete.

—¿Hola? —gritó Lana desde el rellano.

—Estamos aquí arriba —profirió Gimeno con la voz levemente quebrada.

El sonido hueco del impacto de las botas de Lana contra la madera de los escalones fue en aumento según avanzaba hacia nosotros. Cada paso que acercaba a Lana hasta nuestra posición producía un crujido arcaico que rompía el silencio que inundaba el gabinete, y otorgaba a la situación un tono dramático. Gimeno y yo nos miramos fijamente, el azul de sus ojos vibraba en su pálido rostro cada vez que Lana subía un escalón, dejando bien claro que

Gimeno Margallo estaba acojonado

El crujir de los escalones, dio paso al sonido ahogado de las pisadas amortiguadas por la moqueta del pasillo que daba acceso al despacho de Gimeno. Lana estaba cada vez más cerca, antes de cruzar la puerta preguntó

—¿Se puede saber qué narices hacéis aquí a estas horas?

El pomo de metal rodó sobre sí mismo, y la puerta comenzó a tornarse hacia nosotros. Noté cómo la garganta de Gimeno se inmiscuía hacia adentro en un intento infértil de tragar saliva. Nunca antes había visto a mi jefe en tal estado de inseguridad. Gimeno Margallo, tan valiente y decidido con aquella oratoria embelesadora, tenía miedo. Un miedo racional que le devolvía al mundo de los mortales. Tenía miedo de algo tan simple y mundano como la reacción de Lana. Y la verdad era que yo estaba disfrutando de ver a mi jefe en tal estado. Estaba expectante de ver cómo capeaba aquel temporal que se le venía encima. Era probable que aquella tormenta también me salpicara, pero iba a merecer la pena. Sí, estaba disfrutando, y disfrutaba tanto, que me permití el lujo de regocijarme con un patinazo verbal que me saldría muy, muy caro. Antes de que la puerta se abriese por completo le susurré a Gimeno:

—¿No tendrá miedo Gimeno Margallo?

Gimeno cogió mi pregunta como un salvavidas. En cuanto Lana se asomó a la habitación se irguió estoico, y con una voz profunda, repleta de seguridad, tomó la palabra:

—Buenos días, Lana, estaba aquí con Daniel debatiendo sobre una serie de proyectos a futuro para el gabinete, y aunque parezca increíble, y sin que sirva de precedente, nuestro querido Daniel Castillo ha tenido un par de iniciativas en relación para con el consultorio que me han parecido bastante constructivas. Te dejo con él para que te las explique. Me gustaría quedarme con vosotros, pero tendréis que disculparme ya que tengo que salir inmediatamente a atender un parto de urgencia. Y sin que me diera tiempo a reaccionar Gimeno Margallo abandonó la sala, lanzándome en su huida una imperativa mirada de victoria con la que me recordaba que

Él era el jefe

La espantada de Gimeno dejó una espesa sensación de incertidumbre en su despacho. Lana me escudriñaba desconcertada. No sabía qué cojones estaba pasando, y yo tampoco. Me miraba incrédula buscando en mi rostro de incredulidad una respuesta para la que yo no encontraba respuesta. Inútilmente, intenté tragar saliva y comenzar a hablar. Pero mi boca al igual que mi cabeza era un desierto árido. Gimeno las había secado con su escapada. No tenía ni idea de qué decirle a Lana, lo único que me había quedado claro era que

Él era el jefe

Lana comenzó a impacientarse.

—¿Me puedes explicar qué está pasando, Daniel?

Intenté contestar, pero de mis resecas cuerdas vocales sólo salió un quejido similar al bostezo de una gaviota con afonía. Lana achinó los ojos, poniendo en contacto sus incipientes patas de gallo con la prolífica vena que surcaba su sien. Conocía ese gesto.

Su paciencia estaba al límite

Tenía que decir algo, pero mi boca estaba tan seca que la lengua agrietada y espesa raspaba al contacto con el paladar. No podía hablar y Lana quería que hablase. Necesitaba agua. Miré en todas direcciones en busca del líquido insípido, pero el único elemento bebible que había en el despacho era una taza que reposaba en la mesa con restos de café alquitranados. De café solo. La miré fijamente.

Detestaba el café solo

Pero no había otra opción. Necesitaba lubricar mi boca para eliminar aquella pasta espesa y reseca que me impedía hablar. No quise pensar de qué fecha databa el líquido, tan solo cogí la taza y sin vacilar la vacié de un golpe. Fue amargo y frío. Pero el resultado fue fascinante. La riada de cafeína recorrió mi cuerpo, las glándulas salieron de su letargo y mi boca comenzó a humedecerse, mis sentidos se activaron, rompí a sudar, contuve un escalofrío y entonces ocurrió, no sé cómo, pero ocurrió. Inconscientemente mis labios se abrieron, y empezaron a escupir palabras sin control.

Comencé con eufemismos:

—En los últimos días hemos notado cierto declive en los ingresos...

Acompañados de anglicismos de dudosa adecuación:

—Junto con la recepción de *negatives feedbacks*.

Rodeos y piruetas semánticas:

—Que ni mucho menos tienen que ver contigo, ni con la excelente labor que realizas.

Según mi boca escupía palabras sin control una idea empezó a instaurarse en mi cabeza. Una idea débil e inviable. Mientras tanto los adornos seguían brotando descontrolados:

—Quizás últimamente tu carácter haya florecido en demasía...

Acompañados de más adornos:

—Algo que sin duda te convierte en una gran profesional, con personalidad y determinación. De lo cual deberías estar orgullosa.

Y más adornos, que se sucedían a la par que aquella idea imposible y abstracta comenzaba a hacerse cada vez más y más sólida. Mientras tanto, aquel chorreo de eufemismos y palabras embelesadas me condujo inconscientemente a la transmisión de las medidas correctoras que había propuesto Gimeno.

Primero en la clínica:

—Reducción temporal de tus trabajos en el consultorio.

Y luego en la ganadería:

—Apoyo técnico de tus compañeros en las visitas a ganaderos.

Rematando el discurso con un empalagoso broche final, que confirmaba mi sospecha de que aquella idea fantástica era del todo cierta.

Con el café, Gimeno me había poseído

No te lo tomes a mal Lana. Interpreta estos cambios como una promoción en tu calidad de vida, un descanso para encontrarte a ti misma. Un regalo en reconocimiento a tu gran aportación a este gabinete durante los últimos años.

La mueca final con la que inconscientemente intenté imitar la sonrisa de Gimeno no dejaba pie a las dudas.

Con el café, Gimeno me había poseído

Pero cuando acabé mi discurso todo cambió.

Tic, tac

Las manecillas del reloj de pared eran el único elemento que desafiaba el sepulcral silencio que se volvió a instaurar, pegajoso y pesado, en el despacho.

Tic, tac

Lana me escudriñaba con descaro. Y su simple mirada, con esos pantanosos ojos verdes, sirvió para que la confianza y seguridad que me había aportado el brebaje se evaporaran al instante. Volví a mutar en el simple e inseguro Daniel Castillo. Lana separó sus labios y abrió la boca. La réplica, de dimensiones inimaginables, era inminente. Podía sentir el peso del silencio sobre mis hombros. Me temblaban las piernas.

Tic, tac

No podía ocultarlo.

Estaba acojonado

Lana inspiró abruptamente todo el aire impregnado de silencio que contenía el despacho antes de hablar. Contraje los pómulos y apreté los oídos, a fin de amortiguar el impacto que sucedería cuando Lana degollara aquel pesado y volátil silencio. Sin embargo

Tic, tac

las manecillas desgastadas seguían monopolizando el ambiente. Yo seguía acojonado. Entonces Lana cerró la boca, se dio la vuelta, y justo antes de abandonar la habitación, con la voz completamente desquebrajada murmuró:

—Está bien, Daniel, a las nueve y un minuto nos vamos a sanear el rebaño de Ramón de Vio.

Tic, tac

Gimeno tenía razón.

A Lana le pasaba algo más

Capítulo XIX

—Estoy bien, Daniel, no me ocurre nada.

Y aunque ambos sabíamos que ella no estaba bien, que el bullicioso duelo tan solo encubría un problema de mayor relevancia, continuamos el trayecto a Vio sin mediar palabra. Era extraño surcar la carretera sinuosa que serpenteaba los desfiladeros abruptos del cañón de Añisclo sin ningún sonido más que el

Bruuuum Bruuuum

del viejo motor revolucionado de la furgoneta. Pero como yo no sabía qué más decir, y Lana no quería oír nada, ambos nos conformamos con ese

Bruuuum Bruuuum

como banda sonora de nuestro trayecto por el cañón enclaustrado, donde tras años y años de esfuerzo inquebrantable las frías aguas del río Bellos habían conseguido erosionar la roca caliza, formando aquel angosto barranco que parecía una cicatriz en la augusta montaña que daba nombre a aquel cañón. El cañón de Añisclo, el paso más rápido para enlazar el recóndito pueblo de Vio con la civilización. Un paso tortuoso en el que en ciertos puntos apenas cabía un vehículo, un paso salvaje en el que la piedra parecía cobrar vida a través del musgo verde y las raíces de los árboles colgantes. Un paso con historia, ya que era el que utilizaban los antiguos pastores para subir a sus rebaños a puerto. Un paso emblemático donde se agolpaban los turistas en verano para disfrutar de la naturaleza más salvaje. Un paso que atravesamos sin pena ni gloria, guardando un riguroso silencio sepulcral.

Bruuuum Bruuuum

Una vez coronado el puerto, la carretera sinuosa nos escupió del congosto. La inmensidad de la montaña se abrió ante nosotros. Desde lo alto del cañón podíamos mirar de tú a tú al colosal *Macizo de Monte Perdido* con sus tres cumbres, que, por la época del año, solo se barnizaban de blanca nieve en lo más alto de sus cúspides calcáreas. Imperiosas y rocambolescas, Las tres Sorores parecían competir por cuál de sus cimas se erguía más alta, y aunque la ciencia decía que la cima de Monte Perdido, que se alejaba a 3355 metros del nivel del mar, se imponía a los 3328 metros del Cilindro y a los 3263 del Añisclo o Soum de Ramón, este era un hecho muchas veces difícil de apreciar a simple vista, debido a los engaños de la perspectiva. Aun sin hablar y con el

Bruuuum Bruuuum

como única sinfonía, Lana y yo caímos absortos ante la belleza de tal mágico macizo, y aunque la carretera con sus curvas tortuosas pronto nos puso de espaldas a la cordillera, ambos seguimos atrapados por el embrujo, elucubrando en silencio a través del espejo retrovisor sobre cuál de los tres picos era el más alto.

Aquella hipnosis mística pronto se difuminó. Al doblar con la vieja furgoneta una curva cerrada con restos de grava reseca, que hizo derrapar ligeramente los neumáticos, nos encontramos plantado en mitad de la carretera a un caliginoso buitre leonado que estaba dando cuenta de los restos de un jabalí orillado en la cuneta. La rapaz, alertada por el crujido de los neumáticos, sacó su cabeza macilenta bañada en sangre del vientre del suido, y torpemente comenzó a correr por el asfalto para despegar el vuelo de huida. Lana al ver a la rapaz no hizo más que levantar el pie del acelerador, gesto inútil puesto que la distancia que nos separaba del ave que se retiraba en nuestra misma dirección no hacía más que disminuir. Vaticinando el trompazo, me tomé la libertad de quebrar el silencio predominante y alerté a mi compañera.

—¡Frena que nos lo comemos!

—Tranquilo —dijo sin pisar el freno— que se está apartando.

—Lana, frena que no le da tiempo a apartarse.

—No te preocupes —contestó mostrando la más absoluta indiferencia—, que tiene espacio de sobra.

Pero el buitre con el buche lleno no conseguía la velocidad suficiente para alzar el vuelo, y el encuentro con el parachoques parecía inminente.

—¡FRENA!

Lana frenó en seco justo en el momento en el que la pesada rapaz separaba sus garras del firme, iniciando el vuelvo. Pero el bloqueo de los neumáticos no fue suficiente para impedir que el parachoques de la furgoneta impactara contra el trasero del buitre en una explosión de plumas

¡Pum!

El golpe ayudó a parar en seco la furgoneta en un brusco latigazo, que ladeó el coche hasta la cuneta, y solo el cinturón de seguridad evitó que saliéramos despedidos por la luna delantera que se encontraba tapizada en plumas. Los limpiaparabrisas empezaron a funcionar airadamente disipando el confeti de plumón que entró como un torbellino por las ventanillas de la furgoneta. El buitre despatarrado en el arcén se levantó atontado perdido, y torpemente inició un segundo despegue con más éxito que el primero.

Al intentar recriminar a mi compañera su mala praxis, un par de plumas salieron disparadas de mi boca, lo que provocó que Lana no pudiera reprimir la risa.

—Tenías razón, Daniel, no le daba tiempo.

Lana, con el pelo y el jersey rebozados en plumón, parecía totalmente ajena al hecho de que pudiéramos habernos despeñado, y tan sólo parecía sorprendida de que el buitre hubiera sobrevivido al fortísimo impacto.

—¡Y lo mejor de todo es que se ha ido volando como si nada!

El corazón me galopaba desbocado bajo mi pecho. Estaba alterado, alterado y enfadado. Muy enfadado. La cuneta huérfana de quitamiedos en la que había aterrizado el coche después del golpe era la antesala de un desfiladero vertiginoso. Podíamos haber muerto. Podíamos haber despeñado nuestras vidas por el abismo, dejando nuestros cuerpos a merced de los buitres, que a buena cuenta se cobrarían la venganza de haber atropellado a uno de los suyos. Y Lana, la jodida loca de Lana, ahí estaba, como si nada hubiera ocurrido, revolcándose de la risa. Iba a recriminárselo, a decirle que no contara conmigo para acompañarla en más visitas, que esto no era un juego. Pero entonces me di cuenta de que esa risa que trazaba su rostro con una caligrafía natural y cristalina, y que llevaba demasiado tiempo enclaustrada en su interior, no era la misma que Lana desprendía cuando contaba anécdotas en el bar de Clara, porque antes,

Lana cuando sonreía no tenía los ojos empañados en lágrimas. Gimeno tenía razón

A Lana le pasaba algo más

El hecho de que llegáramos a Vio con el capó del coche ligeramente abollado, esparciendo plumón a nuestro paso, no pasó desapercibido a los ojos de Ramón que tras escuchar jocoso nuestro encuentro con el buitre y mi preocupación por el estado del animal claudicó:

—Oh, no te preocupes, que pajarracos de esos, *en cada vez hay más.* Ya está bien que los veterinarios vayáis controlando la población.

Txapela negra, camisa a cuadros remangada hasta el codo y palillo entre los dientes dotaban a Ramón de un aspecto mucho mayor a las veinticinco primaveras que albergaba su zurrón. Para conseguirlo, el joven se ayudaba de una barba roya y frondosa con la que disimulaba la piel tersa y sin arrugas propia de su juventud. Ramón pertenecía a la generación de jóvenes ganaderos del valle que habían cursado estudios universitarios en grandes ciudades, y sin ningún complejo habían decidido abandonar la urbe y regresar a las montañas para hacerse cargo de las explotaciones agropecuarias familiares. Todos alegaban lo mismo:

—Para que voy a irme a trabajar de ingeniero a la ciudad rodeado de coches y asfalto, si donde realmente soy feliz es aquí arriba entre vacas y montañas.

Cuando llegué al Sobrarbe no entendía muy bien su postura, me parecía simple y conformista. Carente de ambición. Prácticamente una catetada. Pero con el paso del tiempo me fui dando cuenta de lo equivocado que estaba respecto a esa generación de ganaderos bien formados y altamente cualificados, que se erguían como la principal esperanza del sector, y hacían a su vez de dique frente al imparable huracán de la despoblación que asolaba a las zonas rurales, convirtiéndose en una generación feliz y competente, en lo laboral y en lo personal.

Ramón ayudaba a su padre, Ramón padre, o, mejor dicho, Ramón hijo o Ramoné recibía la ayuda de Ramón padre, desde que el año pasado Ramón padre se jubilara.

—Aunque esté jubilado se pasa en la granja más tiempo que yo, debe de ser que no lleva muy bien que mi madre le mande a comprar el pan —bromeó después de llenar la primera de las incontables mangas de ovejas que nos aguardaba aquella mañana.

—Lo que no llevo muy bien es que este Ramoné, que está como una *craba*, se haga cargo de la explotación. Si lo dejo solo es capaz de tirar por la borda el trabajo de tres generaciones. Mira qué borregas compró el otro día ¡*Churras*! Con esas pintas negras y esas lanuzas... Cuando aquí siempre hemos criado las rasas aragonesas; si tu abuelo levantara la cabeza...

A mí no me parecía del todo mal el cambio. La churra tensina, cuyo origen en el valle de Tena no distaba mucho de aquellas montañas, se caracterizaba por ser una oveja rústica bien adaptada a las condiciones montañosas —esas mismas condiciones que se daban en el remotísimo pueblo de Vio—. Además de eso, su apariencia física caracterizada por un rostro tiznado en negro carbón en hocico, ojos y orejas, me parecía atractivo y singular. Así se lo estaba transmitiendo a padre e hijo cuando Lana cerró el debate.

—Basta ya de tanta cháchara, porque *Churras* o *Rasas* son seiscientas ovejas las que hay que sanear, y, al menos yo, quiero dormir en casa.

Desde ese momento la conversación se centró únicamente en lo estrictamente necesario para el devenir de nuestra comanda:

—¡Cierra la manga!

—¡Sujétame esta oveja!

—¡Tráeme agujas!

—¡Agárrame esta otra!

—¡Abre la manga!

Aunque el trabajo sin chascarrillos se hacía monótono y pesado, lo cierto era que me gustaba sanear rebaños de ovejas. Se me daba bien pasarme las cabezas de las ovejas por detrás del antebrazo para sujetarles la quijada con una mano y dosificarles la suspensión de desparasitante con la otra. Y disfrutaba muchísimo de la fugaz pero reconfortante sensación de plenitud que recorría mi espinazo cada vez que un tubo empezaba a rellenarse de un finísimo pero velocísimo reguero de oscura sangre, consecuencia inequívoca de que habías atinado con la aguja en la vena del animal. Sin embargo, según las ovejas churras empezaron a aparecer por la manga, esa gustosa y efímera sensación comenzó a diluirse para dar paso a una sensación más pesada y viscosa, una sensación que empezó a atormentarme y que no hacía más que crecer y crecer cada vez que puncionaba con la aguja en dirección a la yugular de esas ovejas. Desesperación. Eso era lo que sentía cada vez que intentaba extraer sangre de aquellas borregas, que no paraban de menearse nerviosas entre los brazos de Ramón, y que con su cuello ubérrimo en lana áspera y pegajosa hacían de la extracción de sangre una tarea desesperante. Uno, dos y tres fueron los pinchazos que dirigí en dirección a la elevación que se producía en el vellón que tapizaba el cuello de la borrega, con el funesto y desesperante resultado de apenas dos gotas de sangre. Una desesperación que se acrecentó hasta el infinito cuando tuve que recurrir a Lana, quien en el ínfimo transcurso de un parpadeo obtuvo un tubo rebosante de sangre.

—Mientras no me pinches a mí no hay problema, *mozé*. Cuando llegues a los años de experiencia que tiene Lana, no fallarás ni una.

—Vamos a parar aquí la conversación, que como me sigas llamando vieja, Ramón, la que te voy a pinchar voy a ser yo, y no voy a ser tan rápida como con tus ovejas. ¿Qué pasa, que no se almuerza en esta casa?

Las patatas guisadas con cordero borboteaban en el caldero colocado sobre la trébede incandescente que reposaba a la orilla de las brasas del hogar. Cuando Ramón padre removió con el cucharón de madera el caldo denso de tinte anaranjado, un vaporoso penacho brotó del guiso desprendiendo un poderoso aroma capaz de revivir a un muerto. Tres veces me llenaron el plato. Tres veces lo limpié. Era adictivo, el potente sabor del cordero se diluía en el dulzor del sofrito que empapaba las patatas, unas patatas que se derretían al contacto con el paladar ocasionando una explosión de sabores que culminaba con un toque picante firmado en cayena, que reposaba en la boca al término de cada cucharada, requiriendo la combinación de ingentes cantidades de vino rancio para aplacar el sabroso picor.

Qué buenas estaban las patatas

Por el contrario, Lana no probó apenas bocado; aun así, no fue impedimento para que, entre Ramón, Ramoné y yo, diéramos cuenta del caldero, llevándonos por el camino dos botellas de vino rancio. Terminado el guiso, Ramón padre paró en seco nuestro intento de levantarnos de la mesa.

—¿A dónde vais? Que para poder rendir antes tendremos que echar un café.

La proposición no me sonó nada mal, con el estómago a rebosar, y el potente sabor — *¡Qué sabor!*— de las patatas aún rondando por mis papilas, necesitaba algo de tiempo para reposar semejante ingesta y hacerme a la idea de que aún nos quedaría un centenar de ovejas por sanear. No obstante, busqué con mi mirada la aprobación de Lana, quien para mi sorpresa cedió con aire derrotado.

—Está bien, pero rapidito. Y mi café sin embrujos, que nos conocemos, Ramón.

Solo necesité acercarme la taza de cerámica incandescente a los labios para averiguar que el embrujo consistía en un buen lingotazo de whisky, que provocó que me alejara instintivamente de la taza decorada con motivos florares. Café sólo y whisky; la oferta perdió el interés, pero no había otra salida

—*Zagal*, más vale que te tomes el café. Que en esta casa no nos gusta que sobre nada. — conminó Ramón padre, soltando una desmesurada sonrisa que agrietó por completo su ya de por sí arrugada piel.

Respiré profundamente antes de tomar aquel brebaje.

Una, dos y tres.

Estaba borracho, no había dudas. Las mangas de ovejas, por la mañana monótonas y aburridas, pasaron a ser algo dinámico y divertido. Estaba feliz de ver pasar a los animales y dosificarles aquel brebaje misterioso que les limpiaba de parásitos y les purgaba de sus males, convirtiéndome en su salvador, el salvador de las ovejas, de esas ovejas blancas que debían saber que yo, el veterinario Daniel Castillo era su salvador. Sí, estaba seguro, las ovejas lo sabían y por eso me lo reconocían emitiendo esas sonrisas carentes de incisivos superiores al verme pasar a su lado. Mi brebaje funcionaba, y el que me había dado a mí Ramón en aquella taza de porcelana también, ya que, sorprendentemente, no volví a fallar ni una sola de las ovejas churras que se interpusieron en el afilado camino de mi aguja; las sangraba a la primera, y eso me estaba poniendo realmente feliz, estaba feliz, y mis pies bailaban ingrávidos sobre la hierba, haciéndome flotar en un disparatado estado de alegría entre las mangas de ovejas que no paraban de balar felices de que yo, Daniel Castillo, fuera su veterinario. De pronto, una duda se interpuso en mi vuelo alegre entre las nubes de lana.

¿Estaban también borrachos Ramón y Ramoné?

Me fijé en ellos; se reían más de la cuenta, pero no parecían en aquel hipnótico estado de felicidad en el que me encontraba yo. Debían de estar más acostumbrados a aquellos almuerzos, o quizás su café no llevaba embrujos.

¡Daniel! —gritó Lana alejándome de mi reflexión anonadada— ¿Quieres terminar de desparasitar esas ovejas de una maldita vez? Hace un rato que las he sangrado.

Tragué saliva, sabía a patatas.

¡Qué buenas estaban las patatas!

Durante el resto de las mangas centré mis esfuerzos en disimular mi pletórico estado de felicidad, edulcorado por el regusto del sabor a patatas con cordero. Cuando terminé de recoger el material y guardarlo en la furgoneta, Ramón padre insistió en invitarnos a una cerveza, que afortunadamente conseguí esquivar por la aspereza de Lana, quien esta vez no cedió a la propuesta. Al montar en el coche noté cómo la felicidad comenzaba a evaporarse, dejando paso a una pesadez de piernas y a un deprimente dolor de cabeza

¿Estaba de resaca?

Lana arrancó la furgoneta, pero el motor, que parecía estar tan espeso como mis ideas, soltó un chirriante gripazo.

—Qué te juegas a que ha sido por el maldito buitre —bramó Lana bajándose del coche con un sonoro portazo en dirección al capó—. Alguna pluma habrá atascado el motor o algo peor...

Al abrir el portón, Lana soltó un grito angustioso que me hizo salir del espirituoso letargo. Bajé del coche con la pesadez propia de los excesos del alcohol esperando ver un infortunio mecánico, pero en su lugar me encontré con mi compañera envuelta en lágrimas sosteniendo un diminuto gato, un gatito blanco como la nieve, que se había colado a inspeccionar los entresijos de la furgoneta.

Ramoné, que había acudido alertado por el grito, dio respuesta al misterio.

—Oh, ese debe de ser un *cachorré* de la gata que parió el otro día.

Lana miró embobada con los ojos vidriosos al diminuto felino que jugaba entre sus dedos, mientras un copioso reguero de lágrimas surcaba sus mejillas.

—¿Me lo puedo quedar?

—Oh claro, por mí como si te quedas con la camada entera; con que me dejes a la madre que es bien fina con los ratones, el resto casi que me estorban.

La sonrisa que se dibujó en su rostro fue contagiosa. Lana reía a carcajadas con los ojos aún encharcados. Lana por fin sonreía, por fin —supuse— volvería a ser la de antes. El hecho provocó en mí un subidón de adrenalina y entusiasmo, promovido —intuí— por los restos de alcohol que reposaba en mis venas. El incierto futuro del gabinete parecía colorearse de luces brillantes. Lana volvería a su ser, se acabarían los gritos, los llantos y las tiranteces, dejando paso a las risas en la consulta y las charlas en el bar de Clara al amparo de dos o tres, nunca cuatro, pero alguna vez sí cinco botellines color ámbar. ¡Cerveza! eso es lo que requería aquella ocasión. Ramón nos quería invitar a una antes de irnos, y eso es lo que teníamos que hacer, tomarnos una cerveza bien fría para brindar por Lana. Pero aquel bullicioso globo de felicidad en el que me encontraba reventó por completo en cuanto Lana volvió a articular palabra.

—No, no nos vamos a tomar ninguna cerveza que ya es tarde. ¿Daniel, te importa conducir a ti? Así me voy haciendo cargo de este mequetrefe mientras pienso un nombre.

Sujeté el volante con las dos manos antes de meter la llave en el contacto; a mi lado, Lana parecía ajena a la realidad. Estaba borracho, y la carretera del cañón de Añisclo no era la mejor para poner a prueba mis mermadas capacidades al volante. Resoplé con la vista en el horizonte, arranqué el motor y volqué toda mi atención en la carretera serpenteante. Curva arriba, curva abajo, conseguí recorrer el camino de vuelta sin más contratiempos que el que delató el reloj, cuyas agujas recorrieron la esfera un notable número de veces más que en la ida. Cuando la furgoneta salió del congosto me relajé aliviado, hasta tal punto que me permití dirigir la mirada a Lana y ver cómo jugaba con el cachorro al que acababa de bautizar como *Sueño*. Al volver la vista de la carretera me encontré con una curva pronunciada a derechas a una distancia mucho menor de la esperada. La curva se acercaba tortuosa e imparable a nuestro encuentro. Frené lo más rápido que mis reflejos mermados me permitieron y giré el volante con brusquedad a pocos centímetros del quitamiedos en un derrape brusco que bamboleó toda la furgoneta y del que inexplicablemente salimos ilesos. Con el corazón en la glotis y más pálido que el blanco felino, miré a Lana que me reprochó con dulzura:

—Ten cuidado, Daniel, no vayas tan deprisa.

Volví a centrar mi atención mermada en la carretera, continuando el camino sin incidentes. Cuando mis ojos achinados ya fantaseaban con la empedrada silueta del gabinete, un destello de luces proveniente del rotativo del coche patrulla de la guardia civil evaporó la ansiada imagen de la meta, virtiendo en mi cabeza un pensamiento horrífico.

Mierda, mierda, mierda

Como me hicieran soplar con la borrachera que llevaba estaba perdido. Me quitarían el carnet y sin carnet no podría acudir a las explotaciones, así que también perdería el trabajo. Tragué saliva. No sabía a patatas. Bajé la ventanilla, el gato parecía moreno a mi lado.

—Hola, buenas tardes —saludó el agente— ¿Es esto suyo? —y mostró la palma de la mano que contenía tres tubos repletos de sangre—. Llevamos siguiendo el rastro un buen rato.

Miré a Lana; su cara era un absoluto poema, y la mía no se quedaba atrás. Estaba claro, debí cerrar mal la puerta de la furgoneta en Vio, el volantazo en la curva debió de desparramar los tubos por el maletero y estos se fueron colando por la apertura del portón dejando tras nosotros un rastro incriminatorio. Afortunadamente no hubo control alguno de alcoholemia, y la multa por arrojar objetos a la calzada se redujo a unas disculpas y a la promesa de que no volveríamos a incurrir en tal despiste, gracias a que Lana conocía a uno de los guardias. Cuando los agentes se fueron respiré en parte aliviado; aun así, no me relajé, sabía que aún tenía que pasar un dictamen casi peor que el de la policía. Miré a Lana con auténtico pavor; habría que volver a sangrar la mayoría del rebaño de Ramón, y la reprimenda podría alcanzar tintes apocalípticos. Me fijé en la vena de su frente, estaba rebosante. Intenté excusarme:

—Eh, Lana —vacilé—, de veras que lo siento...

Cuando Lana se dispuso a hablar, el pequeño felino comenzó a trepar ayudándose de unas uñas finísimas por su camiseta, desviando su atención. Cogió al gato, y con una deslumbrante sonrisa contestó:

—No te preocupes, Daniel, tendremos que volver a casa de Ramoné, que hoy no he probado las patatas con cordero y tenían muy buena pinta.

Un hipo aupado por un eructo salió disparado de mis hollares

¡Qué buenas estaban las patatas!

Capítulo XX

Como era habitual, Lana Coronas se levantó cuando el reloj de la mesilla marcaba las cinco y cincuenta y siete minutos. Aquella noche apenas había pegado ojo; aun así, el primer sonido

Boooong

de su teléfono emulando un gong tibetano le bastó para saltar de la cama como una pantera. Era un día importante, no había cabida para remolonear entre las sábanas. Bajó las escaleras, y al entrar en la cocina no pudo contener una sonrisa. Sueño había declinado la cama mullida colocada con mimo a la vera del hogar, y en su lugar había preferido pasar la noche en la cesta de mimbre donde colocaba la fruta, repartiendo manzanas y mandarinas por la encimera, suelo y fregadero de la cocina.

—Eh, tú, mequetrefe; levanta de ahí que este no es sitio para un gato pulgoso.

Y enganchándolo del cogote le hizo volar desde la cesta hasta la cama.

Había jurado no cogerle cariño al felino, no humanizarlo, evitar cometer el mismo error que había cometido con Pesadilla, pero la verdad era que aquella bola de pelo blanco se lo estaba poniendo realmente difícil. Colocó las frutas en la cesta, y como pautaba su rutina colocó dos rebanadas de pan —integral— en la tostadora, puso el agua a hervir, y salió a atender al modesto rebaño de ovejas y gallinas. Regresó a los cinco minutos con las manos y el rostro tumefactos, sorprendida por el repentino cambio de tiempo. Contrariada, miró con reproche la vieja radio de la cocina cuando le avisaba a deshora del parte climatológico:

Se espera para hoy un cambio brusco del tiempo, con una bajada generalizada de temperaturas, las máximas en áreas del Pirineo apenas superarán los diez grados durante el medio día. Y lo peor vendrá al final de la jornada, cuando entre una borrasca por la vertiente francesa que traerá fuertes precipitaciones, que serán en forma de nieve a partir de los 800 metros de altura.

—Pues como llegue tan pronto el invierno estamos apañados, Sueño.

Para recobrar temperatura se calentó las manos aferrándolas a la humeante taza de infusión. Dando pequeños sorbos, poco a poco, su cuerpo fue entrando en calor. Con las manos aún entrelazadas en la cálida cerámica volvió a consultar la agenda del día, la sabía de memoria, no tenía duda alguna, aun así, volvió a echarle un último vistazo.

8.07 Consultorio
9.03 Saneamiento Gistaín (Daniel Castillo)
10.37 Doctor Parrales. Huesca

Aunque este último evento ya estaba resaltado fuertemente con un redondel opulento de tinta roja, no le pareció esta la manera de distinguir un evento de tanta relevancia, por lo que cogió un bolígrafo y empezó a dibujar compulsivamente círculos de tinta azul a su alrededor. Trazada a trazada, cada vez más deprisa, la tinta que se desprendía de la punta del bolígrafo empezó a embadurnar el resto de la agenda; los círculos eran cada vez más enérgicos e impulsivos, y pronto el borrón pegajoso de tinta azul eclipsó el folio dejando invisibles las notas que contenía. Solo cuando la hoja de la agenda cedió desgarrándose ante los violentos envites de la punta del bolígrafo Lana cesó el ensañamiento, soltando el bolígrafo que rebotó en las baldosas del suelo, dejando tras de sí un silencio pesado. Estaba sudando. Jadeaba. En sus mejillas las lágrimas se diluían con el sudor y el silencio pegajoso, empapando su frente que ardía perlada. Un volcán erupcionaba descontrolado en su interior en una madeja de sentimientos encontrados y agitados por el rocambolesco devenir de las circunstancias. Le costaba asimilarlo, pero solo había una explicación:

Tenía miedo

El pequeño felino la miraba atónito.

—No me mires así, tú eres una de las razones de que vaya a hacer esto.

Lana tenía miedo, no le gustaba, le costaba asimilarlo, pero no podía evitarlo. Tenía miedo. Tenía miedo del qué dirán, de quedarse sola, pero sobre todo tenía miedo de que una mujer empoderada y autosuficiente como ella hubiera llegado al punto de tener miedo. En ese momento, se tocó la frente y cerró los ojos para remontarse al origen de sus miedos. Porque su miedo, sus miedos, no venían de ahora, sino de unos meses atrás cuando en una conversación de alcoba con Iker, el hombre con el que llevaba compartiendo vivencias desde hacía un año, le propuso su encriptado deseo de ser madre. Iker, bilbaíno de nacimiento y nómada de profesión, había recalado hacía poco más de dos años como monitor en una empresa de aventuras de la comarca; dicho empleo, asegurando rápeles y guiando marchas de montaña, le permitía vivir en un entorno privilegiado donde podía dar rienda suelta a sus alpinas aficiones. Noqueado ante la hipótesis del compromiso, Iker se enrocó en su egoísta visión de la vida, alegando que quizás en un tiempo podría darse la ocasión.

—¿Pero cuándo cojones quieres que tenga un hijo si este año cumplo cuarenta y un años?

—No te pongas así, Lana, la vida nos dirá cuándo es el momento. Aún tenemos mucho mundo que recorrer, y un hijo solo nos cortaría las alas, atándonos a esta tierra.

—Esta es la tierra en la que me conociste y en la que desde el primer día te dije que quería vivir.

—Bueno, eso tendríamos que hablarlo; ya sabes que siempre te he hablado de que me encantaría ir a Australia...

—¡A ir de vacaciones, no a pasar el resto de tu vida entre jodidos canguros y koalas!

—Ya lo iremos viendo, relájate, voy a prepararme un verde y lo debatimos tranquilamente...

—No Iker, la pregunta es muy sencilla. ¿Vas a querer tener un hijo aquí conmigo?

Iker, intentó matizar el eco de su dubiteo.

—Quiero pasar mi vida contigo, pero no aquí, esto se nos queda pequeño, vayámonos juntos, lejos de aquí. Recorramos el mundo. Hay tanto detrás de estas montañas por descubrir. Quizás al otro lado encontremos un lugar donde sintamos la certeza de que ese es el lugar indicado para concebir una nueva vida.

Quince días después Iker estaba dando rienda suelta a sus ganas de recorrer el mundo amarrándose a la cintura de una joven camarera a la que duplicaba en edad, al compás de la orquesta de las fiestas de Torla. Semanas después de este acontecimiento, al que Lana se opuso a darle importancia

Cuanto antes se descubre a un gilipollas mejor.

atropellaron a Pesadilla, y de pronto todos esos sentimientos que había ido archivando minuciosamente explotaron descontrolados en su interior. Silencio, oscuridad, y frío, mucho frío. De repente, el miedo lo inundó todo.

Como un animal herido, Lana se refugió en sí misma, buscó la soledad y reaccionó iracunda ante cualquier intento de acercamiento. Actuó mal con la gente que quería, y eso le dolía, pero no podía evitarlo, era su manera de ahuyentar el dolor. Con el paso del tiempo, una idea comenzó a esbozarse en su horizonte, pero cada vez que reflexionaba al respecto una escabrosa horda de ese miedo la arrastraba fuera de sus pensamientos, y las dudas la frenaban en seco. Ser madre soltera, en ese pueblo, con el qué dirán, la responsabilidad de tener un hijo, condenarlo a vivir sin abuelos, sin padre. Y entonces volvía el silencio, la oscuridad, el frío, mucho frío, el miedo lo inundaba todo.

Entonces llegó aquel día y todo sucedió muy rápido. El gato en el capó, el empujón que necesitaba, la llamada a la clínica de fertilidad, las primeras visitas al especialista. El miedo parecía evaporarse lentamente como una bruma que se levantaba en la mañana, pero al marcharse dejaba en su huida un vaho pegajoso que le entraba por los pulmones, y de repente, durante el instante que dura un jadeo, regresaban el silencio, la oscuridad y el frío. Aquella mañana volvió a sentir cómo sus pulmones inhalaban ese vaho pegajoso y dudó si cancelar la cita; no era una cita más, era el día de la transferencia, pero daban mal tiempo en Gistaín y Daniel tendría que sanear multitud de ovejas él solo. Su rostro comenzó a humedecerse vertiendo sudor y lágrimas repletas de miedo.

—No te preocupes, Lana, yo me ocupo. No me importa tardar un poco más, es tu día libre. Disfruta de las compras con tu hermana. Además, Gimeno me ha dicho que me vendrá a ayudar a mitad de mañana.

—No sé yo si Gimeno se acordará de cómo se sangra una oveja…

Fue nombrarlo y Gimeno Margallo apareció por la puerta del gabinete.

—Por supuesto que me acuerdo, ¿Acaso no recuerdas quién sangraba aquí los rebaños cuando te ibas de vacaciones antes de que llegara Daniel? No sé bien de lo que estáis hablando, pero tú, Lana, tenías hoy el día libre. Y tú, Daniel, si no recuerdo mal, tienes que sanear todas las ovejas de Gistaín, son las ocho y cuarto y dan mal tiempo, así que menos risitas acerca de mis cualidades en el arte del sangrado del ganado lanar y largo de aquí, que no os quiero ver a ninguno de los dos. Ah, Daniel, no te preocupes, que en cuanto termine unos papeles iré a Gistaín, que seguro que si te dejo solo el almuerzo lo acabarás, pero tengo ciertas dudas sobre si sucedería lo mismo con la faena. Que hay que ver lo exagerados que sois los de la capital, bajan unos grados las temperaturas y os ponéis el gorro de lana como si estuviéramos en pleno invierno. En fin... ¡Todo el mundo fuera de aquí!

Lana Coronas abandonó el gabinete con la conciencia tranquila y aliviada por dejar el trabajo organizado y en buenas manos. Aun así, podía notar como de los poros de su piel se desprendían diminutas crisálidas que albergaban cristales congelados de ese miedo del que era incapaz de desprenderse por completo. Aun así, no lo dudó y se montó en el coche en dirección Huesca. Cuando regresaba a la comarca; pasadas las ocho de la tarde, por primera vez en mucho tiempo Lana se sentía limpia e inmaculada, no había rastro de ese miedo, sin embargo, cuando descolgó el teléfono se hizo el silencio, la oscuridad y el frío, mucho frío. El miedo había vuelto a inundarlo todo.

Daniel Castillo había desaparecido

Capítulo XXI

Aquel día se presentaba como un día cualquiera, un día perdido entre el devenir de números que componían el mes de octubre, un día del que no esperaba nada, un día normal y corriente, un día simple y vulgar, un día que seguro, sin ningún contratiempo, estaría marcado por la monotonía de los días en los que me tocaba sanear ovejas —otra vez, un día más, ovejas, ovejas de las que no me separaría ni en mi sueño interminable—, un día insulso e insípido, que sin embargo acabaría por grabar su fecha a fuego en mi corazón helado. Un día que empezó mal cuando tuve que regresar al piso nada más poner un pie en la calle en mangas de camisa.

Joder qué frío

Entré en la furgoneta con el forro polar abrochado hasta el mentón. El volante, el asiento, todo estaba congelado. Miré resignado cómo el termómetro de la furgoneta se quedaba anclado en el primero de los números pares, sin llegar a comprender cómo era posible que hiciera ese frío si el día anterior habíamos estado a casi treinta grados. Encendí el motor al tercer intento y puse la calefacción al máximo con la intención de calentar el habitáculo, pero con el coche en movimiento los cristales empezaron a empañarse en un nubarrón opaco que impedía que viese nada, lo que me obligó a abrir la ventanilla, dejar que el frío entrase de nuevo en la furgoneta y continuar el trayecto hasta el gabinete congelado, con el forro polar abrochado hasta el mentón.

En el gabinete la situación no era mejor; el frío de la noche había conseguido atravesar los muros de piedra y el interior del edificio era gélido como un iglú. Así que decidí encender la chimenea para calentar mis huesos que castañeaban gélidos como témpanos de hielo dentro de mi piel. Era la primera vez que se encendía en aquel otoño con aires de invierno, que se había negado a visitarnos hasta aquella mañana; por ello, el leñero que reposaba sobre el pilar del hogar estaba vacío y decorado con una telaraña descomunal. No había un solo tronco, la leña estaba aún en el cobertizo. Así que volví a salir a la calle con el forro polar abrochado hasta el mentón y cargué una carretilla de troncos de encina; sus vetas aún desprendían savia, estaban recién cortados, lo que significaba que:

Me iba costar prender fuego.

Meticuloso, desprendí la corteza de uno de los troncos más secos, y apilé los trozos encima de una piña que conseguí rescatar del leñero. Después coloqué los troncos de encina que encontré más finos formando una pirámide encima de la piña y las cortezas; cuando la estructura quedó completamente equilibrada arrebuñé la portada de un ejemplar de la revista *Super Ganadero,* la deposité en el interior de la pirámide, arrimé la llama de una cerilla y esperé. La bola de papel comenzó a arder con intensidad formando una bola de fuego azul que hizo chisporrotear los trozos de corteza y la piña, pero, cuando parecía que la madera iba a empezar a arder, el papel de la revista se consumió por completo alejándose su llama en un fino hilo de humo negro y con él la opción de encender la lumbre.

Mierda

Volví a probar suerte añadiendo esta vez tres bolas de papel de revista, a las que ayudé con una pastilla de encender. La llama que se provocó en esa ocasión al contacto con el fósforo fue mucho más grande e intensa, pero los trozos de corteza parecían inmunes al fuego, chirriaban, soltaban chasquidos y un penacho de humo blanco. Pero no ardían y no parecían dispuestos a arder. En un intento de animarlos a dejarse consumir por las llamas me agaché frente al hogar y soplé con fuerza, con mucha fuerza, con tanta fuerza que levanté una nube de hollín que me entró en los ojos y garganta.

Mierda, mierda

Entre tosidos y con los ojos encentellados en cenizas me batí en retirada a lavarme la cara al baño. Cuando regresé la lumbre estaba completamente apagada. Pero estaba convencido

No iba a quedar así

Arrugué con rabia todas las páginas que quedaban de la revista desmembrada y las esparcí por toda la chimenea; después, metí en el interior de la pirámide las dos últimas pastillas de encender que quedaban, arrugué con rabia la caja de cartón y la tiré también a la chimenea. A continuación, me dirigí hasta el laboratorio y cogí una botella de alcohol, la descorché y rocié copiosamente los troncos con alcohol.

A ver quién arde ahora

Consciente de la intensidad de la llamarada que se iba a desencadenar, me aparté un metro de la chimenea, y a esa distancia, de cuclillas, encendí una cerilla, esperé hasta que la llama hubo devorado la mitad del palillo y después la tiré sacudiendo enérgicamente la muñeca hasta la chimenea. Se produjo un *impasse* en el que no sucedió nada, después un destello silencioso iluminó la habitación. Los pilares de la chimenea no pudieron contener la inmensa lengua de fuego que se escapó desbocada hacia delante. En un intento instintivo de eludir la llamarada que se abalanzó sobre mí, me tiré hacia atrás golpeándome fuertemente en la nuca. Sentí dolor, un dolor punzante que no sabía de dónde venía ni a dónde iba, pero era dolor, pasados unos segundos pude localizarlo y ponerle nombre: me ardía la cara, era ahí donde se producía aquel dolor tan agrio. Me temí lo peor. Me levanté aturdido y miré hacia los lados, por suerte nada en el salón se había prendido. Corrí hacia el baño a trompicones y al ver mi rostro reflejado en el espejo, no di crédito. La bocanada de fuego no había causado ningún daño relevante en mi cara, que, aunque enrojecida, se mostraba sin desperfectos; sin embargo, el contacto del fuego con mi pelo había provocado un socavón descomunal de pelo calcinado a la altura de mi flequillo; la calva que tenía el diámetro del golfo de Cádiz me iba a obligar sin duda a raparme.

Mierda, mierda y mierda

Para no dar explicaciones, subí a mi despacho y me puse un gorro de lana áspera. Cuando bajé al recibidor Lana ya había llegado al consultorio.

—Buenos días, Daniel, ¿Has asado algo en la lumbre? Huele a pollo frito.

Miré a la chimenea, por lo menos, el fuego ardía con fuerza.

Capítulo XXII

Aquel día de octubre también estaba remarcado en la agenda de Gimeno Margallo. Lo tenía todo perfectamente planificado, no había dejado un solo detalle sin moldear, el plan hilvanado meticulosamente con tanto esmero era simplemente magistral.

Esa tarde después de trabajar recogería a Sophie con su coche de la clínica dental. Cuando la joven ortodoncista subiera al coche, sorprendida de verle ya que Gimeno le había adelantado que esa tarde no podrían hacer ningún plan debido a la desorbitada carga de trabajo que le esperaba con Daniel en las montañas de Gistaín, comenzaría a sonar *La vie en rose* de Zaz, su canción favorita. Entonces Sophie abiertamente asombrada le pediría explicaciones de aquel despliegue, a las que él le respondería emplazándola a abrir la guantera del coche, donde reposaba dentro de un pequeño cofre de madera una epístola con los bordes ornamentalmente calcinados, en la que le reafirmaba su amor y le invitaba a pasar un fin de semana juntos para celebrar su aniversario. Dos años habían pasado ya desde aquella fiesta de la cerveza en la que se conocieron, y aunque ese primer encuentro no fue consumado con un solo beso, sirvió para que el veterinario quedase prendido de los encantos de la joven francesa. Sophie no tenía que preocuparse por nada, Gimeno había empaquetado una maleta con lo necesario para pasar el fin de semana en uno de los lugares más bellos del Pirineo: El valle de Arán. Al llegar pasearían por las calles enrocadas de Vielha y tomarían un vino en una de sus tabernas del centro. Mecidos por los colores del ocaso llegarían al lujoso hotel naturalista en el que Gimeno había reservado una coqueta cabaña de madera. La original construcción reposaba en la cúspide enarbolada de un desfiladero desde el cual podrían prenderse del despliegue de colores del otoño y el gratificante silencio de las montañas del valle. La cena se la servirían directamente en el comedor acristalado de la cabaña.

Ensalada de brotes con reducción de compotas
de temporada y ahumado de trucha

Caviar del Cinca sobre lomo de aguacate

Sorbete de cítricos brasileños

Lingote de ternasco de Aragón sobre lecho de patatas pochadas

Trifásico de caramelo, nata y crema de orujo

Culminando tan exquisito menú con el mejor champagne francés para honrar los orígenes de la que iba a ser su prometida. Porque con la efervescencia del espumoso Gimeno pensaba pedirle matrimonio a Sophie. Un plan perfecto, donde el romanticismo se aliaba con lo naturaleza y la espontaneidad, un plan genial, sin fisuras, un plan simplemente magistral. Y así se lo confesó a Lana la tarde de antes en su despacho.

—Y en ese momento es cuando te arrodillas y le das el pedrusco ¿verdad?

—¿Pedrusco?

—Joder, qué exquisito eres, Gimeno. ¡El anillo! Venga, enséñamelo, que quiero verlo.

—Ah, no le he comprado anillo, esas cosas están ya pasadas de moda.

—¿Cómo? ¿Me estás tomando el pelo, verdad?

—No, no, esas cosas ya no se estilan, amiga mía, como lo de pedirle la mano al padre de la prometida. ¿Me imaginas pidiéndole la mano a su padre con mi francés?

—Mira, Gimeno, yo no sé si eres tonto o te lo haces. Cualquier mujer, y cuando digo cualquiera me incluyo hasta a mí misma, sueña con el día en el que le piden matrimonio

¡CON UN JODIDO ANILLO DE PEDIDA!

—Así que ya puedes ir buscando uno para tu plan perfecto y sin fisuras.

—Pero, si nos vamos mañana por la tarde, y por la mañana tengo que acompañar a Daniel a hacer el saneamiento en Gistaín.

—En ese caso no te preocupes, que ya iré yo con Daniel. ¡Pero tú cómprale un maldito anillo!

—¡De ninguna manera! Es tu día libre, Lana, y has dicho que te ibas a ir de compras con tu hermana, así que no aceptaré que te quedes trabajando.

Por aquel entonces, Gimeno sabía perfectamente que Lana no se iba a ir de compras, pero no quiso ponerla en un compromiso, así que dedicándole una de sus sonrisas embaucadoras continuó:

—Mañana me levantaré temprano, iré al consultorio, bajaré a Barbastro a por un anillo y a media mañana estaré en Gistaín ayudando a Daniel. ¡Y no se hable más! *¡Cést fini!* —sentenció ante la tentativa de réplicas de Lana.

Por ello, aquella mañana del mes de octubre Gimeno Margallo entró al consultorio como un ciclón y tras despachar con brusquedad a Lana —que no sabía qué narices hacía en el consultorio— y a Daniel —que había que ver lo exagerado que era que aun con la chimenea encendida llevaba puesto un gorro de lana—, se dispuso a salir hacia Barbastro en busca del anillo, del maldito anillo que había trastocado sus planes. Cuando se montó en el coche sonó el teléfono.

Rafael

Valle de la Fueva

Ternero de cuatro días de edad con fuerte diarrea

Gimeno, en un despliegue de experiencia en el trato ganadero, intentó escurrir el bulto.

—¿Has probado con...?

—Sí.

—¿Tienes para pincharle un...?

—No.

—¿Crees que aguantará hasta...?

—No.

—De acuerdo, voy para allá.

Para ahorrar tiempo e irse desde la granja a Barbastro, metió los bártulos en su coche particular, un llamativo *Audi A4* versión deportiva de color rojo, y se lanzó a la carretera en una carrera apresurada contra el reloj que empezó antes de pisar el acelerador cuando las manecillas marcaban

Las 8.20 am

Lo que significaba que:

No tenía mucho tiempo

Motivo por el cual, camino a La Fueva, exprimió los 260 caballos de potencia del deportivo, quedando registrada la punta de velocidad del bólido por la cámara de un radar móvil.

Menos trescientos euros

Cuando cogió el desvío por la pista de arenisca que conducía hasta la explotación de Rafael, Gimeno Margallo aún rumiaba el correctivo monetario.

Iba a salirle caro el puñetero anillo

La pista que zigzagueaba sobre una colina árida adornada por retamas y matorrales pronto empezó a inclinarse y Gimeno tuvo que volcar toda su atención en subir la pendiente sin rozar los redundantes bajos del deportivo. Cuando sobrepasó la colina, vislumbró una extensa llanura. A lo lejos, el sol hacía refulgir el contrachapado verde de la nave de Rafael. Había salvado el obstáculo con el coche de una pieza. Miró el reloj.

Las 9.15 am

La recta kilométrica que le separaba de la granja parecía en buen estado, así que Gimeno, consciente de la imposibilidad de que le volvieran a multar, se permitió disparar el deportivo entre una nube de polvo. El coche parecía levitar sobre la pista, volando por encima de las hendiduras del camino, haciendo restallar un aluvión de piedrecillas a su paso, algunas de las cuales impactaban contra la propia carrocería del deportivo, emitiendo un martirizante sonido metálico que sin duda alguna lo iba a emplazar a una buena sesión de chapa y pintura.

Iba a salirle caro el puñetero anillo

Pero le daba igual, el reloj le apremiaba a no separar el pie del acelerador, y así lo hizo hasta que, a escasos doscientos metros de la granja, el empedrado de arenisca tornó de golpe en un firme arenoso y movedizo que le hizo pegar un fuerte frenazo; el coche al contacto con la finísima arena empezó a bambolearse con violencia de un lado a otro, Gimeno soltó el freno y acompasando con suavidad el volante hacia los lados consiguió estabilizar el deportivo hasta que acabó deteniéndose por completo. Le había ido de un pelo, pero no tenía tiempo para agradecer su fortuna, así que, sin titubear, aceleró de nuevo el coche para sacarlo del firme movedizo; pero, para su desgracia, las ruedas empezaron a patinar sobre sí mismas entre la arena y el polvo. Era inútil intentarlo. Había encallado. Maldijo su suerte y llamó a Rafael para que se acercara a remolcarlo. Su contestación le hizo descargar toda la tensión acumulada. El ente de Lana se apoderó de él:

—¿Cómo que te has ido a almorzar y que me has dejado al ternero en el primer corral? ¿Pero tú quién cojones te crees que soy, tu maldito sirviente? Como no vengas aquí ahora mismo, rescindiré tu contrato con el gabinete y será la última vez que alguien de mi equipo venga por aquí. ¿Te ha quedado claro? —y sin esperar contestación colgó el teléfono.

Miró el reloj.

Las 9.25 am

Para no perder tiempo, cogió los bártulos y recorrió a pie el camino hasta la granja. Hacía un frío inusual para aquella época. Miró al norte, las primeras nubes empezaban a amerizar sobre las cumbres de las montañas. Mala señal. Cuando terminase llamaría a Daniel y valoraría si cambiaba de planes. Como le había adelantado Rafael, el ternero le esperaba tumbado junto a la pared de hormigón del primer corral. El caso no planteaba mucha dificultad. El ternero gris cenizo de unos sesenta kilos apenas amagó con levantarse cuando vio a Gimeno. Para saludar al veterinario levantó la cola y expulsó un fluido chorro amarillento confirmando que sufría un fuerte proceso diarreico que, a juzgar por la edad del animal, el color y textura de las heces, Gimeno —supuso— era causado por un agente bacteriano. En aquellos casos lo principal era rehidratar al ternero, ya que esos animales perdían el apetito, dejaban de tetar y morían deshidratados por la fuerte diarrea. Miró el reloj.

Las 9.35 am

No tenía tiempo de esperar un ayudante. Cortó una cuerda de un fardo de paja, y con una habilidad pasmosa entrelazó la cuerda atando las dos manos del ternero con la pata trasera, quedando el pequeño bovino completamente inmovilizado en el suelo. Con la misma habilidad, rasuró con la cuchilla de un bisturí el pelo del cuello que cubría la zona yugular, y colocó una vía en el cuello del animal que ancló con dos puntos de sutura. La primera solución vitaminada empezaba a fluir por el gotero cuando apareció Rafael, quien pareció repensarse la forma de saludar al veterinario al ver su cara de pocos amigos.

—He remolcado el coche hasta la granja; si continúas la pista saldrás a Tierrantona, el camino está bastante mejor.

Le dejó preparadas dos soluciones y una pauta de tratamiento.

—Mañana estará Daniel de guardia. Llámale si necesitas algo. Y ponle una manta al ternero, hace mucho frío.

Miró el reloj.

Las 10.15 am

Afortunadamente para Gimeno, el trámite en la joyería fue más rápido de lo esperado. Sin duda, Lana había acertado en aconsejarle que portara algún anillo del joyero de Sophie para acertar con la talla. Eso y un buen meneo a la *Visa* que le ratificó en su teoría hicieron el resto.

Le había salido caro el puñetero anillo

Antes de salir de la joyería miró el reloj.

Las 11.30 am

*

Hora y media más tarde. Gimeno Margallo se encontraba parado con la furgoneta del gabinete en el desvío del valle de Gistau que conducía a Gistaín. La guardia civil había cortado la carretera a causa de la nieve. Llamó al teléfono de Daniel Castillo, pero no obtuvo respuesta; nunca más la obtendría.

Capítulo XXIII

De la carretera A138 que comunica Aínsa con el Pirineo francés se desprende un ramal que recorre el desconocido valle de Chistau. Después de acompañar al cristalino río Cinqueta en su recorrido a través de las localidades de Saravillo, Plan y San Juan de Plan, el asfalto cuarteado por las continuas heladas y los habituales desprendimientos comienza una ascensión serpenteante atravesando túneles y trazando angostos desfiladeros, que llevan a morir a la carretera hasta la ladera de una montaña inhóspita, donde se emplaza el recóndito pueblo de Gistaín. Sin ninguna otra conexión, perdido en la inhospitalidad de uno de los valles más salvajes del Pirineo, el alborozado enjambre de casas de granito y tejados de pizarra que forman Gistaín constituye el último reducto habitado de toda España. En sus calles angostas donde la piedra se mezcla con el estiércol, y el olor de las lumbres de encina compite con los aromas de los pucheros bien cargados de tomillos y laureles, el tiempo parece detenerse. Olvidado, solo, perdido. Gistaín, como sus gentes, muestra la esencia de una España rural que desapareció hace décadas en favor de las grandes urbes y una sociedad globalizada carente de memoria. En sus bosques aún se corta leña para calentar los hogares; los zurrones y las boinas siguen formando parte del atuendo habitual de sus gentes, y rara es la casa que no cuenta con un pequeño rebaño para cubrir las necesidades nutritivas de la familia y sacarse un sobresueldo. Este último hecho propicia que el día en que el veterinario acude a realizar el saneamiento de los animales se trate en la villa, prácticamente, como un día festivo. Aquella fría mañana de octubre los cencerros resonaban alegres por las calles de todo el pueblo, mientras los humildes rebaños de ovejas lanudas y cabras multicolores, dirigidos por ganaderos encorvados y arrugados, desfilaban por la angosta calle que daba acceso a la era donde habíamos colocado la manga de manejo.

—Ahora viene el rebaño de Florencia.

Y allí aparecía Florencia descargando el peso de su cuerpecillo encogido por los años en un lustroso cayado de avellano, a la cabeza de un rebaño de ocho ovejas y dos cabras que no llegaban a completar la manga. Florencia, que por sus evocaciones mirando al cielo plomizo debía de estar viuda, desprendía una fragilidad que no le permitía ayudarme en las labores de saneamiento. Para ello estaba junto a mí Zacarías, *el Choben,* que, aunque hacía lo menos una década que había dejado de ser joven, su condición de soltero y la extinción de la natalidad en la villa le habían permitido conservar el título. Zacarías era un tipo menudo, con los huesos bien marcados en los vértices de sus ropas holgadas. De rasgos afilados y una mirada desconcertante. Sus ojos, uno verde y otro azul, parecían enfrentados entre ellos. Mientras el izquierdo, azul hielo, no conseguía centrarse en un punto concreto y no paraba de vibrar, el derecho, verde escarlata, reposaba inmóvil entre unos párpados extremadamente achinados que parecían retenerlo privándole de cualquier movimiento. Nistagmos aparte, Zacarías se movía a la velocidad de un rayo. Llenaba las mangas, agarraba las ovejas y ayudaba a los vecinos más impedidos a conducir sus rebaños hasta sus casas. Gracias a él y a la soltura que yo había adquirido en el manejo del ganado lanar en el último año, cuando a media mañana recibí la llamada de Gimeno para preguntarme si necesitaba que fuera a ayudarme o podía retrasarse un poco más, ya habíamos saneado la mitad de los animales, por lo que, aunque los nubarrones habían comenzado a confabular sobre nuestras cabezas, le dije que no hacía falta que subiera a ayudarnos.

La nieve empezó a caer con alegría cuando paramos a almorzar, lo que provocó que la conserva en salsa de tomate se quedara borboteando en el puchero de la madre de Zacarías.

—Si queremos acabar hoy tendremos que darnos prisa.

Con las tripas chirriando y una mirada triste, me despedí de la mesa de roble barnizado con sus inmaculados platos de porcelana, sus cubiertos de acero, sus copas de cristal, sus servilletas de papel, su hogaza de pan coronada con harina, su porrón de vino rancio, sus embutidos reposados sobre una tablilla de madera, y con aquel puchero que no paraba de borbotear e impregnaba con su denso aroma todo el cenador, y me había hecho salivar copiosamente nada más verlo.

—¿No frío los huevos entonces, Zacarías?

Otro golpe a mi desahuciado estómago

Aunque sus ojos apuntaban a mis antípodas, Zacarías debió de apreciar la desilusión dibujada en mi rostro.

—Si quieres, Daniel, podemos almorzar tranquilamente y lo dejamos para mañana. Pero con este tiempo es mejor acabar cuanto antes.

—No te preocupes, volvamos al trabajo.

Y sin pensarlo, desoyendo la llamada de mi vientre, me abroché el forro polar hasta el mentón y dejé la cálida estancia para toparme de bruces con el invierno precoz. La nieve siguió cayendo tímidamente durante la jornada, pero fue incapaz de imponerse en el paisaje más que para remojar los tejados y las calles. Aun así, cuando terminamos con el rebaño de Chuan, octogenario que por el perímetro de su silueta, al contrario que nosotros, no había perdonado el almuerzo del día, me encontraba completamente empapado. Gracias a Dios ese era el último rebaño de la jornada, y a esto le siguió la invitación de dar cuenta del almuerzo pendiente y calentarnos en la lumbre. Como parecía que el tiempo aguantaba y la nieve no terminaba de agarrar sobre el terreno, acepté la invitación con gusto. A Chuan la idea de volver a almorzar no le disgustó lo más mínimo, así que nos acompañó hasta el comedor de la madre de Zacarías bamboleando su cuerpo voluminoso, mientras exhalaba bocanadas de humo del farias que llevaba apuntalado entre los labios. Al entrar al salón, el olor nauseabundo del puro se entremezcló con el aroma dulce e intenso que desprendía la olla de conserva, en una refriega que acabó cuando Chuan se perfiló frente a un generoso plato de conserva con huevos fritos y estrujó el puro chuperreteado contra un cenicero, esparciendo la ceniza sobre el cristal.

—Son las tres de la tarde, sí que os habéis metido prisa en acabar —dijo el viejo recostando su dorso opulento contra el respaldo de madera de la silla para coger impulso y volcarse contra el plato de porcelana.

—Hemos ido rápido, con este tiempo más nos valía acabar pronto.

—¿Y cómo es que no han venido a ayudarte ni Gimeno ni Lana? —preguntó antes de desgarrar una costilla bien untada en salsa de tomate con sus incisivos.

En ese momento me acordé de la llamada que había recibido de mi jefe diciéndome que vendría a media mañana, sorprendido, miré el móvil buscando una respuesta a su ausencia.

No tenía cobertura

—Iba a venir Gimeno, pero ha debido de complicársele la mañana con alguna urgencia. Aquí no tengo cobertura. No sé dónde habrá tenido que ir.

236

La respuesta pareció convencer a Chuan, que asintió con beneplácito y la boca llena de conserva. Pero no disminuyó su afán de curiosear, así que, tras acomodarse el vientre con las dos manos agarrar el porrón y pegarle un generoso lingotazo, se dirigió a Zacarías:

—Oye, *Choben*, ¿habéis podido hacer las ovejas paridas que tienes en la borda de los Llanos?

—No, no. Ya era tarde y no habíamos parado a almorzar.

La pregunta enjabonada en alcohol, y, sobre todo, la respuesta hilvanada por un avergonzado hilo de voz, me desconcertaron por completo.

—¿Aún te quedan ovejas por sanear? Me habías dicho que habíamos acabado.

—Sí, unas veinte, pero están en una borda metida dentro del monte y para llegar tendríamos que ir en coche por una pista forestal. Con el día así no quería entretenerte más —conminó mientras barnizaba mi plato con una copiosa cucharada de salsa de tomate.

—¿Y cuándo piensas entonces que las saneemos?

—Pensaba pedirte los medicamentos y *puncharlas* yo mañana. Tranquilo que no voy a hacerte subir hasta aquí otra vez.

—¿Y cómo vas a sacarles sangre?

—Oh, eso *rai*, ya las he sangrado más veces —dijo focalizando el estático ojo verde en mi rostro, mientras el azul recorría la sala sin control—, me costará un rato y algún *punchazo* pero me las apañaré —sentenció al tiempo que coronaba mi plato con dos huevos fritos.

Zacarías llevaba todo el día moviendo sin descanso su cuerpo huesudo para ayudar altruistamente a sus vecinos, sin un mal gesto, sin una mala palabra. No era justo que su rebaño se quedara sin hacer. Así que la pregunta que esculpieron innatamente mis labios me salió del corazón.

—¿Y no podemos hacerlas hoy?

La pregunta se meció suavemente en la sala, y se quedó allí, flotando mansamente entre el chisporroteo de la madera ardiendo en la lumbre y el sonido que hacían las muelas de Chuan al contacto con la carne. Zacarías navegaba con sus ojos encendidos por las llamas en busca de una respuesta que nos contentara a todos.

—Nos costará llegar lo menos veinte minutos en coche, y con este tiempo es mejor no meterse dentro del valle —contestó finalmente, disipando aquel silencio cálido.

—Chorradas —intervino Chuan con la comida asomándole por la boca—, la nieve de hoy poca cosa es —sentenció antes de tomarse un tiempo para terminar de deglutir y disimular un eructo que hizo que sus arrugados mofletes se inflaran como los de un batracio en celo—. No temáis la nieve hoy, que no hace apenas frío para que agarre.

—¿Qué hacemos? —volví a preguntar indeciso.

El incansable ojo izquierdo de Zacarías comenzó a deslizarse rápidamente en horizontal, adelantándome la respuesta:

—Que no, que no. Vamos a comer tranquilamente que nos lo hemos ganado. No vamos a meternos en el valle con el día así por vacunar unas ovejas.

Entonces, cuando la respuesta parecía haber recalado en la sala para quedarse, y el plato humeante de porcelana saludaba seductor a mi estómago olvidado, llamaron al timbre. Por la puerta entró Graciano, el primo de Chuan, que, aunque en ese valle todos eran primos, en este caso el grado de consanguinidad entre ambos estaba justificado por el gran parecido que compartían. Empezando por la silueta, con la particularidad de que Graciano tenía unos pies muy pero que muy pequeños, lo que le hacía caminar a trompicones. Cada vez que daba un paso su cuerpo ovalado se inclinaba hacia delante desafiando a la gravedad, cuando parecía que iba a caer de bruces, Graciano estiraba con torpeza la pierna opuesta para tocar el suelo con la puntera de su piececillo y avanzar a trompicones hacia un nuevo paso. Al verle solo pude pensar una cosa:

Otro que viene a almorzar

—Ah, menos mal que sigue aquí el *vitirinario* —exclamó antes de dar un último paso y detenerse equilibrando su figura de peonza, con las dos manos apoyadas sobre la mesa.

—¿Qué ocurre, Graciano? ¿A alguna de tus ovejas le han sentado mal las vacunas?

—No, no, esas están perfectamente —dijo tocándose la sien entre la boina y la oreja— ¿Pero se acuerda de Margarita, aquella *craba* que le dije que estaba a boca parir?

Asentí por compromiso, sin apartar la vista del plato que acababan de servirme y aún reposaba humeante e inmaculado frente a mí.

—Se ha puesto de parto, y al meterle mano me he dado cuenta de que en tenía un chivín *atravesau*.

—No se preocupe, Graciano. Se tratará de un parto gemelar, en cuanto terminemos de comer me paso a verla.

—El problema está —vaciló tocándose de nuevo la sien por debajo de la boina— en que resulta que después de pasarlas por la manga... he llevado a las *crabas* hasta las bordas de los Llanos. Vengo ahora de allí.

Miré mi plato, repleto de costillas, lomo y longaniza, empapados en abundante salsa de tomate y coronados por dos huevos fritos con la puntillas bien tostadas. A su lado los cubiertos seguían impolutos.

Iba a cenar bien aquella noche

Qué equivocado estaba.

Cápitulo XXIV

El humo del farias me golpeaba sin descanso arrastrado por el nebuloso aire que entraba por la ventilla delantera del *Land Rover*. Intenté abrir mi ventanilla para desviar el rumbo del pestilente hedor, pero tan solo conseguí que la ventisca se sumara a la zurra impactando en mi rostro con violencia y mojándome por completo. Derrotado, subí la ventanilla y luché por contener la bilis dentro de un estómago, el mío, que no paraba de bambolearse con el traqueteo del todoterreno mientras se retorcía torturado por el olor pestilente. Pensé en decirle a Zacarías que condujera más despacio, a Chuan que apagara el puro, y a Graciano que me acercara una bolsa. Pero la arcada se anticipó descontrolada haciendo que los restos ácidos de mi estómago desnutrido brotaran contra mi pecho, empapando el forro polar que llevaba abrochado hasta el mentón. Cuando Zacarías, alertado por el aviso de Graciano, paró el vehículo, mi estómago ya estaba completamente evacuado, y solo me faltaba por echar una baba que colgaba de la comisura de mis labios. Me limpié con un poco de nieve —por allí ya había empezado a cuajar sobre los arbustos que delimitaban el camino—, escupí los restos de bilis que tenía amarrados a mis encías, y le di un trago al agua que me ofreció Graciano.

—Si quieres podemos continuar andando, las bordas están ahí mismo —dijo, señalándome la ladera blanquecina de una montaña, sobre la que reposaba un entramado de bordas de piedra desperdigadas.

—Está bien —le contesté, saboreando el amargor de la bilis que aún impregnaba mi boca—, me vendrá bien andar un poco.

Cuando llegamos a la primera de las bordas, el viento azotaba los copos blanquecinos con crudeza, y la niebla apenas dejaba ver a más de dos metros de distancia. Zacarías y Chuan nos esperaban con el coche aparcado en la orilla de la borda. Al Choben le entraron las dudas.

—¿Y si lo dejamos estar? No me gusta nada cómo se está poniendo el tiempo.

Cuando en una expedición montañera, de horas, días, o semanas de sufrimiento y dedicación enfocada a un objetivo, a la vez tan simple y a la vez tan enrevesado, como es el de culminar en la cumbre de una montaña, a pocos metros del objetivo un fuerte impedimento, ligado en la mayoría de los casos a una inclemencia meteorológica, hace de la encomienda un objetivo arduamente peligroso, el alpinista suele padecer de un síndrome que en el argot montañero se conoce como *fiebre de la cima*, el cual alienta al osado montañero a ignorar la coherencia y dar un paso más, a no darse la vuelta e intentar culminar el objetivo que tanto esfuerzo le ha supuesto. Ese síndrome, que por lo general suele desembocar en dramáticas consecuencias, fue lo que me hizo tomar tan aciaga decisión.

Llevábamos todo el día trabajando ferozmente, habíamos renunciado a comer y a calentarnos. La bilis de aquel esfuerzo aún reposaba entre mis labios. No, no podíamos rendirnos

—No, no nos vamos la dar a vuelta ahora. Graciano, llévame hasta la cabra. Nos tomará un minuto sacarle el chivo. Mientras, Zacarías, tú y Chuan id preparando las ovejas que faltan por sanear.

Al abrir la puerta de madera de la borda de Chuan, un potente aroma a amoniaco entremezclado con el olor propio del ganado lanar nos sacudió con potencia. Aun así, agradecí el calor, también propiciado por el ganado y sus excrementos, sobre todo cuando al no haber cogido el traje de partos —otra vez me había dejado el traje en la furgoneta— tuve que desnudarme de cintura en adelante para atender a la cabra, que nos esperaba tumbada en una de las esquinas del corral. Con el torso postrado en el fiemo, comencé la prospección a la opulenta cabra negra, que sirvió para confirmar las sospechas y darle la razón al ganadero.

El cabrito venía atravesado

Despacio, con sutileza, comencé a impulsar hacia el interior de la cabra el dorso del cabrito, que había encallado en el canal del parto, hasta que con la yema de mis dedos palpé la cabeza del nonato. Una vez localizada, me resultó sencillo encontrar las dos patas delanteras para tirar de ellas, presentando al animal a un nuevo mundo. Como ese tipo de distocias no solían ser casualidad, volví a rebuscar entre las entrañas de la cabra para toparme —como había esperado— con otras dos patitas, que se encogieron asustadas al verse presas de mis dedos.

Me limpié como pude el rebozado de fiemo y líquido amniótico que cubría mis brazos y torso, utilizando el agua del bebedero y el heno del pajero. A mi lado, la cabra relamía con delicadeza las cabecitas pegajosas de sus crías, una de ellas ya intentaba enderezarse torpemente en busca de las copiosas ubres de su madre.

Para mí, eso era llegar a la cima.

Los pequeños pasos de Graciano se marcaban en la nieve que cubría tímidamente la vereda entre las bordas. El hombre se bamboleaba con la torpeza de un pingüino entre la niebla y la ventisca, cada paso que daba parecía llevarle al suelo, pero no se caía, sino que avanzaba y avanzaba. Mientras tanto yo intentaba seguirle. Estaba empapado. Los restos de pajas y gavillas que había utilizado como esponja irritaban mi piel, que se retorcía enrojecida sobre unos músculos carentes de fuerza a causa de la falta de alimento y el esfuerzo al que los había sometido durante todo el día. Flaqueaba a cada paso.

—¡Vamos *mozé*! Que como no acabemos pronto vamos a tener que pasar la noche aquí.

Llegué jadeando a la puerta de la borda de Zacarías con la firme idea de batirnos en retirada. De abandonar aquella inhóspita cima a la que me había empeñado en subir, arrastrando en mi terquedad a aquellos hombres, y poniendo en riesgo tanto mi vida como las suyas. Pero Chuan y Zacarías no parecían dispuestos a rendirse. Para mi sorpresa, cuando entramos en el corral los dos hombres habían apañado con cletas un redil donde se encontraban una treintena de ovejas triadas de sus corderos.

—Ya están todas desparasitadas y vacunadas. Solo falta que las sangres —proclamó Zacarías, al tiempo que se ilustraba en su rostro puntiagudo una sonrisa cansada en forma de parábola, que culminaba asimétrica en sus desalineados ojos bicolor.

Entre balidos, golpes y el repique de los cencerros, Zacarías y los primos comenzaron a sacar las ovejas del redil. Las sujetaban con fuerza hasta que yo les pegaba el pinchazo, el tubo se llenaba de sangre, soltaban la oveja y venían de nuevo con otra a la que sangrar. Tardamos diez minutos. Cuando terminamos, una sensación de euforia impregnó el oscuro aprisco. Parecía imposible, pero en tan solo media hora habíamos conseguido atender un parto y sanear un lote de ovejas asalvajadas. Pero la euforia pronto se disipó. Cuando abrimos la puerta, nos encontramos con que la ventisca había dado paso a una nevada copiosa que había cubierto el valle por completo. Todo estaba blanco. El cielo y los opulentos copos que se le desprendían, el inclinado suelo y los árboles que sostenía, el entramado de bordas y nuestro todoterreno que entre ellas yacía. Todo era tan blanco y brillante que dolía mirarlo. Zacarías puso voz al pensamiento general.

—Vámonos de aquí ya.

Subimos al *Land Rover*. Uno, dos y tres fueron los intentos que necesitó Zacarías para poner en marcha el motor momificado. Una nube de humo negruzco salió del tubo de escape. Chuan, que no las tenía todas consigo, se encendió un puro. Yo tragué saliva. Aún sabía a bilis. Comenzamos el descenso de la ladera muy lentamente, con la tracción aferrando los neumáticos a una nieve que no paraba de caer en forma de copos gigantescos. Los limpiaparabrisas luchaban por impedir que la nieve se postrase sobre el cristal. Nadie hablaba. Únicamente la radio rompía el silencio en un molesto intento de coger señal. Chuan chuperreteaba el farias. Por suerte en mi estómago no quedaba nada más. Entonces se nos presentó una curva inclinada en forma de herradura, Zacarías se abrió para intentar trazar la curva sin tener que maniobrar, separando las ruedas del coche del margen derecho de la pista, lo que provocó que los neumáticos perdieran su adherencia y el todoterreno comenzara a deslizarse sin control. Zacarías contravolanteó a la izquierda para volver a poner los neumáticos sobre la pista, el coche culeó y se enfiló contra la pendiente sin control. Miré al desmesurado precipicio, no había dudas.

Nos íbamos a despeñar.

Alguien gritó. Mi estómago torturado se volteó al ver el abismo al que nos dirigíamos desbocados. Sonó un chirrido. Zacarías tiró del freno de mano y volvió a girar el volante hacia la derecha, el coche derrapó violentamente y se estampó contra unos arbustos que había en la linde de la curva, evitando el salto al vacío. Cuando salimos del coche, vomité algo de bilis. Chuan había perdido el puro y se tocaba la sien por debajo de la boina mientras miraba el estado del coche.

—Va a ser imposible sacarlo de aquí.

—¿Y qué hacemos entonces? —pregunté saboreando la amarga bilis.

—Oh, pues *qué en vamos* a hacer, pasar la noche en la caseta. Con el tiempo así cualquiera se vuelve andando hasta Gistaín.

La caseta era otra borda de piedra más, con la diferencia de que esta no estaba concebida para albergar ganado, sino que había sido diseñada para acoger a los pastores que como en nuestro caso tenían que pasar la noche cerca de sus animales. La sala diáfana contaba con una chimenea que Zacarías pronto se preocupó de encender, una cocina de leña y un par de camastros en disposición de litera. Todo antiguo, húmedo y oscuro. Al menos las llamas sirvieron para dar un poco de luz a aquella caseta olvidada y calentar nuestros cuerpos desgastados. En definitiva:

No parecía un mal lugar para pasar la noche

Zacarías consiguió a través de la radio del refugio ponerse en contacto con la guardia civil para describir nuestra situación. Nos recomendaron que pasáramos la noche en la caseta y aseguraron que, si al día siguiente no había escampado, mandarían una patrulla para sacarnos de allí. Los primos consiguieron rescatar de la despensa una lata de alubias en conserva, un bote de pepinillos en vinagre, un tarro con sal y una botella de pacharán de dudosa procedencia.

—Vamos a *hacer cortos* con esta comida —refunfuñó Chuan.

—Dad gracias a que hay algo que comer; hará más de un año que nadie hace noche aquí —replicó Zacarías, que se había descalzado y exponía sus huesudos pies carentes de color a las fuertes llamas anaranjadas de la lumbre.

—Seguro que tiene que haber algo más.

—¡Que no seas terco, Chuan! que cuando vinimos a cambiar el ganado de monte este verano no se repuso la despensa. Tenía pensado subir un día con alguna provisión para el invierno, pero este cambio de tiempo me ha pillado por sorpresa.

—Pues ya me dirás cómo vamos a pasar la noche con una lata de alubias y unos pepinillos. ¡Y eso suponiendo que solo sea una noche! Que dudo mucho que mañana arranque el coche y no me fío yo un pelo de esos del GREIM, que ya verás cómo mañana les llaman con otros avisos y nos dicen que como estamos en un refugio aguantemos aquí metidos un día más.

—Tú al menos has almorzado, que Daniel y yo llevamos todo el día trabajando y no hemos probado bocado.

—Yo a vuestra edad me pasaba una semana en el puerto y no llevaba más que un zurrón con la bota de vino y una ristra de longaniza. ¡Los *chobenes* de hoy en día no aguantáis nada!

Las llamas que navegaban frente a los pies de Zacarías lo encendieron por completo.

—Pues eso debió de ser hace muchos años, porque desde que tengo uso de razón no te he visto subir un cerro si no es con el *Land Rover*. Que al final siempre me toca a mí andar tras el ganado. Y si no te vale con los jodidos pepinillos no te preocupes que ahora mismo me marcho andando al pueblo y os traigo algo de comer para que no durmáis con el estómago vacío.

—¿Y si matamos un *corderé*?

La solución de Graciano que contemplaba la escena en la penumbra sirvió para templar el ardoroso ambiente. Todos nos miramos. Era difícil descifrar una sonrisa en la penuria de la caseta con el único resplandor de las llamas, pero supuse que todos sonreímos ante la posibilidad de poder cenar algo caliente aquel día. Zacarías se había desarropado para ofrecer su cuerpo a las llamas, así que me vi en la obligación de presentarme voluntario para ir a por el animal. Aunque el Choben no quedó muy conforme con mi decisión.

—Que no, que no, ya voy yo solo. Tú termina de calentarte que ya me encargo yo.

Tampoco los primos.

—Pero ¿cómo me voy a perder, Chuan? No me jodas, que la borda está ahí en frente; vosotros id preparando las brasas y buscad algún cuchillo para aviar al cordero.

—Bueno, bueno, pero ve con cuidado, *choben,* que como se meta la *boira* no se ve más de un palmo, y aunque la borda este aquí mismo es muy fácil desubicarse y perderse. Y no cojas un *corderé* demasiado grande, que luego saben mucho a lana. ¡Y tampoco uno muy pequeño que luego las chuletas son solo hueso! ¡Ya verás, Graciano; este de la capital es capaz de traernos una oveja!

Y esas fueron las últimas palabras que oí en la inmensidad de aquel valle.

Capítulo XXV

No tuve más que abrir la puerta de madera astillada para cerciorarme de que Chuan tenía razón. Aunque la distancia que separaba el refugio de la borda de Zacarías rondaría los cien metros, el entremezclado de nubes y copos blancos apenas hacía visible la construcción de piedra. Hacía frío, mucho frío, y los cristalinos copos de nieve no hacían más que azotarme en la cara empañando aún más mi nebuloso campo de visión. Para no perderme, esperé a que una racha de viento corriera la cortina de niebla y nieve que enturbiaba todo. Pasada la nube pude vislumbrar a lo lejos la vieja borda. Centré entonces la vista en la construcción de piedra y tracé una línea recta olvidándome de seguir ningún sendero. Comencé a caminar. Según avanzaba por el suelo blanco y esponjoso, la borda iba apareciendo y desapareciendo de mi vista, difuminada en un telón de nubes y niebla que se corría al son del viento violento que silbaba en remolinos y no me dejaba oír nada. Había surcado la mitad del recorrido cuando en la orilla de la caseta apareció una sombra opaca e irregular. Una oveja —supuse— que debía de haberse escapado y ahora azuzada por el temporal buscaba el abrigo del rebaño. Continué marcando mis pisadas en la nieve hasta que otro resquicio en el entramado de nubarrones aclaró mi campo visual. Volvió a aparecer ante mí la borda, con sus piedras de granito y sus ventanas escuetas, que hacían juego con el dintel que coronaba la robusta puerta articulada en listones de madera; a su vera, la sombra opaca e irregular continuaba impasible e indescriptible. Según mis pasos me acercaron a ella, esta comenzó a cobrar una forma más nítida, más tangible. La silueta oscura que sin duda duplicaba en envergadura a cualquier óvido se encontraba frente a la puerta, dándome la espalda, y por sus movimientos deslavazados parecía como si aquella sombra negra estuviera intentando colarse por el resquicio del portón, para refugiarse así del temporal.

¿Qué cojones era aquello?

Intenté darle forma a aquella silueta, pero el viento volvió a correr una densa cortina de niebla que difuminó por completo aquella sombra, la borda, y todo lo que había a mi alrededor. Blanco, todo era blanco. Esperé en el más riguroso silencio a que el viento volviera a levantar aquel húmedo telón de nubes, al que se le sumó una tétrica banda sonora.

Pum, pum, pum

Era el sonido de la puerta aporreada con violencia.

Bum, bum, bum

Era el sonido de mi corazón, que retumbaba desbocado entre los retorcidos huesos de mi pecho, haciéndome saber que:

Estaba acojonado

La sinfonía continuaba propulsándose opaca con el aire alborotado de las montañas.

Pum, pum, pum

Aquel desquiciante sonido se repetía con más fuerza, entre los silbidos del viento que no dejaba de soplar encolerizado entre las montañas.

¿Qué cojones era aquello?

El sonido cesó. Sin ninguna convicción me atreví a dar un par de pasos antes de que el viento volviera a espantar las nubes. Entonces sucedió. Aquella rugosa silueta negra cobró forma, una forma sólida, concreta y terrible. Era un oso, un oso pardo al que el temporal había pillado tan desprevenido como a mí, que se encontraba intentando abrir la puerta de la borda en busca de un último festín antes del periodo de hibernación. Con el corazón en la glotis y un acantonamiento generalizado de todos mis músculos, intenté darme la vuelta para volver sobre mis pasos. No sé si hice algún ruido, si pudo ser el bombeo desorbitado de mi corazón —que en mis oídos retumbaba como un volcán en erupción— o simplemente mi olor. Pero la bestia intuyó mi presencia y se volvió hacia mí erguida en sus patas traseras, con el pelo mojado y oscurecido, y una mirada amarilla y asesina. Dicen que cuando te encuentras con un oso tienes que hacerte grande, gritar, hacer ruido, mostrarle a la bestia que tú eres más fuerte que ella. Envidarle a no jugar contigo un duelo que la bestia tiene ganado y solo un potente farol puede hacerle perder en una retirada que te sirva de indulto. Entonces lo intenté, intenté gritar, agitar los brazos, crecer entre la niebla, pero de mi garganta no afloró ningún sonido. En cambio, la bestia sí que profirió un rugido terrible que hizo retumbar las montañas y sirvió de escaparate para sus colmillos afilados que afloraron resplandecientes como puñales de sus oscuras fauces. Lo volví a intentar, intenté devolverle el farol, hacerme grande, y entonces sí, ocurrió. Grité, grité con fuerza y empecé a balancear mis brazos hacia él. Sentí entonces cómo mi cuerpo crecía y crecía sobre la nieve. Me estaba haciendo grande, muy grande, mis gritos se ensalzaban aupados por el eco del valle, y noté cómo mi cuerpo erguido cobraba el tamaño de los abetos fornidos que tupían las montañas. Empecé a creerme que una victoria era posible. Salté, me agaché y recogí una piedra entre la nieve que lancé con fuerza sobre mi oponente, retándole a batirse en duelo. Pero el animal, en vez de retirarse, aceptó el envite y comenzó a correr hacia mí, levantando a su paso una estela blanca. La robusta bola de pelo empezó a crecer, al tiempo que mi cuerpo se empequeñecía a cada paso que daba. Sus colmillos, sus garras, su violenta mirada asesina se iban haciendo cada vez más y más grandes, al tiempo que mi cuerpo iba menguando entre la nieve. Un cálido reguero recorrió mi entrepierna, me había meado. Probablemente era un aviso de mi cerebro para advertirme de que era imposible volverse más grande que aquel gigante asesino que sin duda iba a devorarme sin el menor de los esfuerzos. Cuando la distancia que nos separaba era de tan solo diez metros, me di por vencido en aquel estúpido juego y comencé a correr. Lo hice ladera abajo sin mirar atrás en un desesperado intento por aferrarme a este mundo, corrí entre la nieve y las nubes, aupado por unas zancadas que me hacían flotar sobre el terreno inclinado. Hasta que mi tobillo se dobló, uno de mis pies perdió el contacto con el suelo, y todo mi cuerpo se estampó seco contra la nieve húmeda. Fui consciente de dar un par de vueltas sobre mí mismo ladera abajo sin ningún control, antes de que todo se apagara y mi cuerpo rodara inerte por el abismo de nieve y tinieblas.

Me desperté pensando que todo había sido un sueño, pero la imagen difusa de una bola de pelo que me zarandeaba me hizo percatarme de que no me encontraba en ningún sueño, sino que la pesadilla continuaba. Cerré los ojos y pude sentir el calor pegajoso que se desprendía de un reguero de sangre que brotaba de mi cabeza. Continué apretando los párpados a la espera de ser devorado. Pero eso no ocurrió. Aquella bestia me volteaba con sus manos gigantescas, me olía con su hocico humeante y me lamía con su lengua áspera. Pero renegaba de darme el primer bocado que diera comienzo al festín de vísceras y entrañas. Entonces caí en la cuenta de que los osos no comían presas que no hubieran sido estrictamente cazadas por ellas, por lo que me rendí a echarle un último envite al animal. Con mis cartas descubiertas y sin ninguna fe en el último naipe que quedaba por descubrir, decidí hacerme el muerto. La bestia continuó zarandeándome, puso su cálido hocico sobre mi cuello y hasta lamió la sangre que recorría mi rostro. Pero yo no me moví, no podía hacer otra cosa; sabía que intentar huir sería confirmar una sentencia de muerte que por otro lado pensaba que ya tenía dictada. No me movía, y creo que hasta dejé de respirar, el único movimiento que emitía mi maltrecho cuerpo era el de mi corazón que se bamboleaba en ecos profundos bajo mis costillas deshilachadas; temí que el oso pudiera percibir ese crepitar de mis huesos que intentaban contener en sus entrañas a un corazón desbocado que no atendía a mis órdenes, pero aquella bestia con su pelo mojado no pareció percibirlo; su concentración se centraba en la brecha ubérrima de mi cabeza que no paraba de sangrar y que el animal se afanaba por limpiar con su lengua. No sé cuánto tiempo estuvo la bestia jugando con mi cuerpo, balanceándome con sus garras afiladas buscando un resquicio de vida para darme muerte. Pero finalmente dejé de sentir su presencia, su potente olor y sus golpes. Abrí los ojos. Aquel patíbulo de frío y nieve en el que me encontraba parecía desierto. No había rastro del oso, se debía de haber marchado en busca de otra presa o simplemente en busca de cobijo. Intenté incorporarme, huir de aquel lugar inhóspito, pero al erguirme sobre la nieve mi pierna derecha cedió ante el empuje de la gravedad y caí contra el suelo blanco. Intenté recuperar mi teléfono móvil en un intento deseoso de poder llamar al número de emergencias y pedir auxilio, pero mis bolsillos estaban vacíos. Nada, no había nada. Mi destino parecía sumergirse en aquella nada densa, blanca y opaca que lo cubría todo a mi alrededor. Seguía nevando y la niebla apenas me dejaba ver. Debía de hacer frío, lo sabía, estaba empapado y no dejaba de nevar, tenía que hacer frío, sin embargo, no era capaz de sentirlo. Me ardía la pierna, y eso era lo único que sentía, un calor punzante que brotaba a la altura de mi tobillo derecho y se extendía como un calambre por todo mi cuerpo. Me palpé la extremidad. Una protrusión esférica se había adueñado de mi tobillo, que empezaba a cobrar un tono negruzco. Sin duda me había roto la pierna. Por suerte ningún hueso asomaba tras mi piel. No podía moverme, así que me quedé ahí, tumbado en la nieve, esparciendo las tibias gotas de sangre que caían de mi frente, tiñendo en rojo la tarima blanca y esponjosa, esperando a que vinieran a buscarme. Aunque la niebla espesa no me dejara ver con claridad supuse que las bordas no debían de estar muy lejos. Me tentó la idea de pegar un grito para reclamar auxilio y descubrir mi posición, pero la imagen de aquellos colmillos afilados sedientos de sangre difuminó cualquier intento de hacer ruido. Los minutos comenzaron a desfilar acompasados por el incesante caer de unos copos que no paraban de entrelazarse sobre mi cuerpo, y ayudaron a sofocar el calor tormentoso que brotaba de mi pierna. Sin previo aviso el calor dio paso al frío, un frío gélido que se pronunciaba en las puntas de mis dedos, inertes y ausentes de cualquier atisbo de sensibilidad. Me costaba respirar y empecé a abrir la boca entre jadeos para intentar llenar mis pulmones. Miré al cielo. Un torbellino de nubes, copos y viento comenzó a descorcharse como un caleidoscopio sobre mí. Empecé a flotar, a no sentir peso alguno, y entonces mi cuerpo comenzó a ascender ingrávido sobre ese grisáceo remolino de nubes y cristales de hielo en busca de una minúscula luz que iluminaba el horizonte.

Me estaba muriendo

La luz, aquella luz punzante que se abría entre los copos a la cual me dirigía sin remedio era cada vez era más nítida, más clara, más cálida. Sin ningún esfuerzo abrí los brazos para abrazarla y poder impregnarme de su aroma cálido. Cuando el final de aquel sinuoso camino parecía llegar a su fin, de pronto, un borrón negro como el betún se interpuso en mi viaje, un borrón en forma de silueta, que hizo a mi cuerpo moribundo descargar un último reflujo de adrenalina que sirvió para apearme de aquel viaje póstumo al más allá. Volví en mí, y fijé mi mirada en aquella sombra caliginosa que cruzó a escasos metros de mi cuerpo.

El oso

Cerré los ojos, y en la oscuridad de las tinieblas pensé en lo cruel que era la vida, que abría ante mi destino dos senderos para llegar al mismo lugar:

La muerte

Podía hacerme el muerto y morir congelado, o hacerme el vivo y morir devorado. Dudé postrado en aquel patíbulo de nieve y niebla, pero supuse que lo más sensato sería acabar con aquella agonía cuanto antes, así que abrí los ojos y me erguí de rodillas para presentarle mi cuerpo a la bestia. La miré y me miró. Pero mis ojos no vieron lo que esperaba. Aquella bestia negra no tenía garras ni colmillos, sino pezuñas y un hocico puntiagudo del que sobresalían dos afiladas navajas. Aquella bestia negra no venía hacia mí, sino que huía de mí. Aquella bestia negra no era un oso, era un jabalí. La bestia de pelo cárdeno y erizado también parecía haberse visto sorprendida por el temporal y huía hacia el bosque en busca de cobijo, dejando la marca de su paso por la nieve que le llegaba por el pecho. Observé envidioso cómo el animal luchaba sin dubitar contra todos los impedimentos, abriéndose paso entre la nieve para aferrarse a la vida, mientras yo agonizaba rendido ante mi destino. Toqué la nieve con la yema de mis dedos, y pude sentir cómo su frío desgarrador me atravesó el espinazo, impulsando un último pensamiento que recorrió mi cuerpo

No podía rendirme. No. No iba a morir congelado mientras el resto de las criaturas luchaban a mi alrededor por sobrevivir. No, yo, Daniel Castillo, no iba a ser menos.

Me quité la escarcha de encima y atravesé la gélida coraza de nieve con mis manos. Conseguí encontrar un punto de agarre en el suelo que me permitió propulsarme y avanzar entre aquel océano blanco. Comencé entonces a gatear entre la nieve, que me entraba por el pecho a través de la abertura de mi forro polar que ya no estaba abrochado hasta el mentón, arrastrando en la travesía mi inerte pierna derecha. Con un esfuerzo sobrehumano llegué a la trazada del jabalí y empecé a seguir aquella trocha recién surcada entre la nieve. Una vez ahí todo fue más sencillo, mi cuerpo empezó a deslizarse sobre la nieve recién pisada por una vereda blanca que me condujo hasta un bosque de hayas y robles, donde la nieve frenada por las ramas caía con menos fuerza. Por puro instinto seguí gateando por aquella trazada surcada entre ramas y espinas, la cual me llevó a toparme con unos ojos marrones, los mismos ojos que me habían llevado hasta allí. El inmenso jabalí me miraba acurrucado bajo un árbol gigantesco, cuyo tronco opulento se descomponía en un entramado ubérrimo de ramas tapizadas con unas hojas afiladas y coloreadas en una gama de tonos marronáceos, de las que colgaban racimos y racimos de unas lustrosas bayas rojizas. Conocía ese árbol, se trataba de un *Serbal de Cazadores* un árbol mágico según contaban las leyendas del lugar, que con sus ramas daba cobijo a aquellos ojos marrones. Pero esos ojos no eran los únicos que me examinaban, sino que a su vera reposaban otra docena de ojos brillantes de distintos tamaños, arropados todos ellos bajo la hojarasca de un otoño que había muerto prematuramente bajo aquel temporal. Contemplé cómo la manada de jabalíes me observaba con recelo mientras me arrastraba por el suelo. El macho con sus imponentes navajas profirió un fuerte bufido con la intención de ahuyentarme de su guarida. Si se arrancaba hacia mí no le costaría mucho matarme de una cuchillada, pero comprendí que debía de estar tan agotado como yo, y que quería evitar cualquier tipo de enfrentamiento, sin renunciar a proteger la posición de su manada en el resguardo de aquel encame mágico que les protegía del frío y la nieve. Abatido en el suelo, con el torso y la cara rebozados en barro y sangre, la pierna inválida, las manos entumecidas y los dedos desgarrados por el hielo, comencé a hablar entre susurros a aquellos ojos que comenzaban a brillar como estrellas en aquel universo de abetos y hielo ante la caída de la noche.

—No vengo a haceros daño amigos, no, ni tampoco vengo a despacharos de vuestra guarida... Simplemente vengo a descansar un poco, estoy cansado, muy cansado.

Aun sumergido en lo más profundo de las tinieblas, pude intuir el miedo y el desconcierto en aquellos ojos que brillaban como faros en el ocaso de nieve y hielo, así que para tranquilizarles decidí contarles mi historia:

—Me llamo Daniel Castillo y soy veterinario, o eso es lo que llevo intentando ser desde hace un año cuando recaí aquí, en estas montañas, donde todo empezó. Esta mañana he venido a este valle, vuestro valle, a sanear unas ovejas, y mi ansia de acabar la jornada con la faena terminada, desoyendo los consejos de la gente del valle, provocó que nos viéramos incomunicados en una de las bordas del Llano por el temporal. Como me sentía responsable de quedarnos atrapados, salí a coger un cordero para que todos pudiésemos cenar. Pero de camino me topé con un oso, un oso gigantesco, que al igual que yo buscaba cenar en esta noche tan cruel, y por eso me atacó. Y no me preguntéis cómo, pero conseguí sobrevivir, al igual que lo ha hecho el cordero al que yo quería dar muerte. Porque la vida es eso, un viaje fantástico con un futuro encriptado en el que lamentablemente unos tienen que morir para que otros puedan vivir. Y aquí nos encontramos todos nosotros debajo de un serbal, un serbal de cazadores ¿Es curioso, no? Un serbal de cazadores... Porque no sé si lo sabéis, pero yo muchas veces he ido a cazar, a cazaros a vosotros, los jabalíes, y ahora nos encontramos todos aquí, a la vereda de este árbol, el árbol de los cazadores, que con sus frutos rojizos y sus hojas marrones nos protege a todos, cazadores y presas, de morir congelados.

Sentí cómo con mi sermón delirante estaba amansando a la fieras. Sus ojos brillaban cálidos en la oscuridad de la noche prematura asintiendo a cada una de mis palabras. Mientras tanto las ramas de aquel árbol mágico no paraban de crecer y de crecer, impidiendo que la nieve y el hielo nos atacaran, formando una burbuja de cristal en medio del trágico temporal. Me costaba hablar, las palabras se desprendían a jirones que abrasaban mi garganta, pero, aun así, me vi en la necesidad de seguir hablando a aquellas bestias que parecían deseosas de conocer mi historia para dictar después un veredicto sobre mi vida. Cogí un puñado de nieve y lo apreté con fuerza para poder beber del gélido reguero de agua que surgió de mi puño.

—Pero mirad cómo me he quedado, apenas puedo moverme, no puedo haceros ningún mal amigos, no, hoy no, y me preguntaréis ¿y por qué no te damos muerte hoy nosotros a ti? y la verdad es que no tengo respuesta para ello, igual sería lo más justo, lo más poético, el cazador cazado. Si queréis vengaros y darme muerte, aquí os expongo los rescoldos de mi cuerpo maltratado, pero he de deciros que no creo que saquéis partido de ello, porque yo para vosotros no soy una presa, al contrario que para el oso, que él me atacó para comer, para sobrevivir a costa de mi cuerpo de presa, para llegar vivo al capítulo del día siguiente que está por escribir y que solo los seres que consigan superar las tinieblas de la noche anterior serán capaces de leer. Y eso nos ocurre a todos a diario, ¿por qué os creéis que el ganadero cuida a sus animales para luego darles muerte?, lo hace para sobrevivir y poder leer más capítulos de ese libro que el destino nos tiene preparado a cada uno; ¿y es por ello el ganadero un ser ufano y malvado? no, ni mucho menos, él hace lo que tiene que hacer por sobrevivir, y lo hace de la mejor manera posible honrando a esos animales, dándoles la mejor de las vidas hasta que por una simple regla del juego tiene que arrebatársela para alargar la suya. Y en ese juego aparecemos nosotros, los veterinarios, los peones imprescindibles de los que se vale el ganadero para dotar de la mejor de las vidas a las bestias. Y nosotros lo hacemos con gusto, con un gusto dulce y placentero, que se nos queda amarrado a los labios cuando salvamos una vida, o ayudamos a dar la bienvenida a un nuevo ser a este mundo imprevisible. Pero ese gusto, ese sabor que llevamos implícito con nuestra profesión tiene un regusto, un último poso amargo, que no nos podemos quitar nunca. Aunque nos enjuaguemos la boca con las aguas vírgenes del deshielo, aunque se nos caigan los dientes de viejos, ese regusto nos persigue y no se irá nunca. Ese regusto es el sabor de la muerte, una muerte que llevan marcadas a fuego en el nácar de su destino esas bestias, esa muerte triste y placentera, que es necesaria para que nosotros, los hombres, podamos seguir viviendo. Pero hoy no vengo a dar muerte a nadie, mi vida hoy no depende de eso. Hoy simplemente vengo a intentar pasar aquí la noche, pero no sé ni si seré capaz, porque tengo una pierna rota y frío, mucho frío, como vosotros. Si os paráis a pensarlo, a todos nos ha pillado de improviso este temporal, a los hombres, a las ovejas, al oso, a vosotros, a mí. Todos somos unos supervivientes de la vida, y yo ahora no quiero sobrevivir, no, yo simplemente quiero descansar, descansar un poco sin hacer daño a nadie...

En un último derroche de energía, volví a arrastrarme hasta colocarme bajo las últimas ramas que delimitaban el perímetro del serbal de cazadores, que por aquel entonces había dejado de crecer. Desde allí volví a mirar aquel entramado de luceros que componían los ojos de los jabalíes, y observé asombrado cómo estos se habían multiplicado. Ya no eran una decena, sino cientos de faros, los que formaban una constelación brillante que alumbraba la oscuridad de la noche. Y aunque costaba distinguirlos de las estrellas, eran ojos, ojos multicolor que se mecían al son de mis palabras, ojos de vacas, sarrios, ovejas, cerdos, gallinas, perros, osos... Todas las criaturas que se habían cruzado en mi travesía por aquellos valles estaban representadas en ese universo que se erguía a menos de un abrazo de distancia, y que yacía inmóvil escuchando mi historia.

—Como ya sabéis, amigos míos, yo simplemente soy un aprendiz de veterinario que vino de la ciudad a estas montañas para convertirse en lo que siempre había soñado ser, un veterinario competente con grandes conocimientos clínicos y habilidades quirúrgicas, respetado por sus colegas. Pero, sin embargo, en este viaje que ahora está llegando a su fin, he logrado aprender mucho más, he aprendido a entender a sus gentes y sus animales, he conseguido formar parte de esa simbiosis ancestral que forman los hombres y las bestias, y que es sin duda alguna el principio de todo. Esa interacción desequilibrada de respeto, amor y muerte son las raíces sobre las que se sostiene el mundo, las raíces a las que quiero dar voz.

Me toqué la frente; estaba empapada en sudor y ardía incandescente. Aun así, seguía sintiendo frío, mucho frío, así que arropé mis delirios con la hojarasca que cubría el suelo. Mi garganta desgarrada me pidió una tregua, al igual que las cenizas de mi cuerpo que se habían consumido por completo. Volví a mirar a aquellas bestias por última vez y me despedí de ellas antes de que mis ojos se cerraran dando paso a la más opaca oscuridad.

—Buenas noches, amigos.

—Buenas noches, Daniel.

Índice